文成天縱

中醫古籍稀見稿抄本輯刊

ZHONGYI GUJI XIJIAN GAO-CHAOBEN JIKAN

李鴻濤 主編

41

广西师范大学出版社
GUANGXI NORMAL UNIVERSITY PRESS
·桂林·

第四十一册目録

眼科秘方一卷　不著撰者　清抄本……一

七、臨證各科

（六）喉科

竇氏喉科不分卷　〔清〕仲雅氏輯訂　清嘉慶二十一年（一八一六）抄本……一一五
咽喉十八症全書一卷　〔清〕姚新利輯　清抄本……三九一
太醫院喉科三十六症一卷　〔清〕翁南泉撰　清抄本……四三九
秘傳喉科一卷　〔清〕西園鄭氏傳　〔清〕汪成恒抄録　清抄本……五〇九

眼科秘方一卷

不著撰者
清抄本

眼科秘方一卷

本書爲中醫眼科專著。不著撰者。書前先按十二經列舉眼科病證的内障病，次分外障門主論、爛弦風眼門主論、拳毛倒睫門主論、烟渣入目門主方、麥芒入目門主方、目部望色辨症法等。每門主論之後，都附有方劑。本書是在臨床實踐的基礎之上編輯而成，其實用價值自不待言。

眼科秘方

心經屬火大小皆赤脈侵睛癢澀眵如針刺痛諸般候心家
虛熱急須知若还小便赤與淋內多蘊熱醫休遲胬肉侵睛
無別症膀胱陽蹻邪在茲小皆有疾莫亂治三焦小腸二經全
肝經屬木應烏珠波紫色另病全無黑乃本經受風尅
眼見花飛是肝虛昏暗酒色勞傷過紅多滞血客
熱聚眼珠疼痛並黃色肝血不足補乃愈
脾經屬土上下胞紅腫皆因風热饒紫色滞血多凝積羞明怕
日澀热招兩胞浮腫緣何病皆因脾胃不調和肉生瘢瘡

並蜆肉兩經積熱血難消眉骨眼眶酸與痛風疫作楚

或房勞上胞腫澁难睁視色慾傷神為阿嬌拳毛

倒睫無他故脾肺虛兮急早療

肺經屬金應白珠純淨光潔則無虞若還紅腫過高起

肺氣壅塞大便遲澁紅虛熱黃困澀鼻塞涕淚風受之

腎經屬水應瞳仁黑如椒子光有神散大膽腎虧損致驚

恐卒然有此因黃翳遮睛且淚腎虛時見黑花頻赤

屬積熱暗酒色緊小精虧急養身

足太陽膀胱見症頭痛兩邊最甚眼淚淋漓時流睛明穴漬膿病翳從內眥出來攀睛胬肉遮橫白睛積血凝滯赤脈多生眼中小便頻數不休癰疽陡起熱盛上胞內眥紅腫偷針諸症皆應

足陽明胃經見症齒痛頭疼相併黃膜上冲睛瞳翳下而上遮定睍肉時時嘔吐下胞紅腫為病

足少陽胆經見症口苦時多重聽銳眥赤脈翳生脇痛皆由胆病

手太陽小腸見症鋭眥赤脈為病翳自抵過上生白睛血灌紅勝
小便赤且澁兮急投湯散須慎
手陽明大腸見症白睛紅腫為病眵々又兼淚出便結下之須迅
手少陽三焦見症鋭眥赤脈牽定翳自客主斜下投劑宜清應病
足太陰脾經見症九竅不通為病怠惰嗜臥兼之羞明怕日相應上
胞浮腫堪嗟睫閉不開若瞙癍瘡風粟面黄發熱吐瀉無定倒
睫拳毛内生幾般醫者當認
足厥陰肝經見症瞳仁散大多瞙腦脂直貫睛中時或眼跳無定黑珠

突然、高起不能正視珠痛淚出昏眩可嗟花陷皆由虛甚蠏
眼或多雀盲黑花空中掩映目恙有一於此便是肝家之病
昏如霧露見花飛瞳仁緊小腎精虧或亦有人病散大神水混色
光漸微冷淚腦脂直流下頭疼足冷虛極推膜入水輪諸症候足

少陰腎經所歸

手厥陰經心包絡神水緊小急投藥赤環如帶口且乾手心經發熱病將作
翳自抵過而下生赤脈如系直貫睛健忘更兩多驚悸耗眊燥緊急不
分明痛如針刺時或癢血灌瞳仁防目盲諸般症候因何起手少

陰心經所成

不疼不痛有昏朦薄霧輕煙漸漸濃或見蠅頭飛乱出或如懸蟢在虛空此般病症如何得肝臟停留熱毒風大吽大啼驚與恐腦脂流下黑睛中初時一眼先昏暗次第相牽與一同萬般苦楚空憔悴秖緣肝氣不相通日久雙眸全黑暗內障根源藥罔功

大圓翳　按此症先由腎水虧弱後由惱怒傷肝蓋眼屬臟腑而以肝腎為本腎乃水之源眼為水之精色慾過度腎水衰弱不能生養肝木亦不能榮養睛珠加以七情暴怒心胸熱氣上衝入腦腦脂

不固下注於目凝滯遮蓋於瞳仁前結成内障起時眼前常見垂蟢飛蠅薄霧輕煙不疼不痛漸漸失明先從一眼久後相傳其脂青白色所稟父母胎元瞳仁大者其翳即大故曰大圓翳陰看則大陽看則小初覺宜服冲和養胃湯 柴胡 当帰 白芍 甘草 葛根 人参 黄芪 白朮 五味子 羌活 防風 白茯苓 口干加黄連 黄芩

石斛夜光丸 人参 山薬 牛夕 兎糸子 五味子 廿冬 羚羊角 肉蓯蓉 川芎 生地 天冬 白蒺藜 枸杞子 青相子 草决明 杏仁 石斛 只殼 犀角 熟地 白茯苓 甘草 防風 黄連 肉蓯蓉 年久宜用金針撥之

小圓翳

按此症與前病相同俱因慾怒致傷肝腎熱氣上衝腦脂下注結成青白翳遮蓋瞳仁夫瞳仁神水通注於胆臟腑平和氣血

循環胆汁通注於上則能鑑照萬物肝腎既傷熱氣上衝不散胆汁不能流通是以脂凝成障名曰小圓翳者所禀父母胎元瞳仁小者脂即小故也雖見三光不辨人物初起宜服冲和養胃湯石斛夜光丸年久宜鼠尾金針撥之

浮翳内障　按此症初起由色慾過度耗竭腎水水虧火旺致翳於目視物即昏昧如霧露中全不疼痛漸因七情欝結縱慾傷肝以致熱氣上衝於腦腦脂灌注睛内結成一塊光亮如銀箔色浮在瞳仁先從一眼久後相傳不見三光金針难撥初起宜補腎平肝

沉翳内障 按此症腎經虧損肝心大盛致目視物昏昧眼前常見黑花腦中惡氣漸〻侵瞳二三年外凝結成翳青白色如沉水若見三光宜針撥之 治同上

澁翳内障 按此症皆因淫慾傷腎縱慾傷肝〻腎兩傷以失生化之源致令氣血虛弱不能榮養雙睛日久邪熱夾上腦脂下注結成一塊遮蓋瞳仁黃色而大凝滯而收吸故曰澁翳初患同前治久後不宜針撥

滑翳内障 按此症皆因肝腎俱虛致使腦脂灌注珠内形

如水銀珠子流動收吸不定不疼不痛只因昏花而起日久相侍漸〻失明雖見三光不辨人物治同前如年久用蓮子金針撥之

散翳内障　按此症皆縁五臟虛勞酒色過度加之憂思暴怒肝氣上衝腦中悪氣流下凝滞瞳仁之前結而成翳或濃或淡厚薄不一其色黄白散大而收無吸雖見三光不宜針撥不能治也

氷翳内障　按此症皆因肝腎虧損風火上炎攻衝痰動以致頭旋連臉眉骨額角偏痛眼中赤澁或黄白黒色不定或夜見煙火久則結成内障其脂欲解之氷又如碎磁之狀故曰氷翳〻初起宜驅風痰

服半夏白朮天麻湯人參白朮半夏天麻干葛陳皮神曲澤瀉蒼朮麦冬黄芪黄柏黄芩神效

補肝散夏枯草香附各二兩甘草四錢為末每服三錢清茶送下不宜針撥

金星內障　按此症初患頭痛臉覺微腫目中赤色常見黑花撩乱瞳仁漸昏漸小內有腦脂如金箔色不宜針撥亦不能治皆因水衰火盛所致水本尅火水衰不能尅火反受火制故火愈熾而水愈竭矣初覺宜養血凉血補腎清火為主大抵此症最為難治

橫翳內障　按此症皆因肝腎虧敗房勞不節以致昏暗不疼不癢先從一眼久後相傳兩目俱損如翳橫於瞳仁之上雖見三光

不宜針撥初起宜石斛夜光丸

棗花翳内障　按此症皆因肝腎不足水衰火盛頭痛腦旋見花飛黃黑不定瞳仁週圍如鋸齒故曰棗花翳初起微覺昏暗皆能視物宜服冲和養胃湯石斛夜光丸俱去五味子加茺蔚子為君服之可保如久後内有一點藍星則不能治亦不宜針撥

偃月翳内障　按此症乃肝虧腎損虛火上炎致使腦脂流下遮蔽瞳仁漸成白色如初十夜之月半薄半厚半明半偃先

從一眼久後相傳矐仁俱損不宜針撥

驚振翳内障　按此症皆因肝腎二經虛勞偶遇打撞驚振腦脂流下漸〻昏矇成翳久則目色亦有自下而入肝經者亦有隨驚隨散者矐仁無收吸雖見三光不宜針撥治仝圓翳

雷頭風内障　按此症初患頭疼足冷悪心嘔吐腦内如雷鳴致使矐仁散大漸〻失明不覩三光皆因傷肝暴怒体氣虛弱風寒之氣所侵逆於三焦致衝於頭因頭爲諸陽之所會邪正相慱伏而不散故發痛如雷鳴胃爲寒氣所衝故悪心嘔

吐瞳仁神水乃氣之聚也氣為怒傷故散而不聚初起急服
附子猪苓湯人參 白芍 白茯苓 羌活 熟地 猪苓 熟附子 香芎散川芎 香附 石羔 白芷 薄荷 川烏 甘草 為末每服二錢
石斛夜光丸倍加五味子以收散大痛極不止用乳香定痛散吹
鼻乳香 沒藥 雄黃 石羔 川芎各五錢 火硝一分五厘 研細 唅水吹少許入鼻内痛即止 一頁則不治
綠風内障 按此症初患頭額痛急兼兼邊頭痛鼻内如煙
惡心嘔逆足冷眼内見紅黑皆因肝腎俱虛氣血虧損瞳仁
漸漸散大神水淡綠色大抵受病與雷頭風相同但因頭痛
暴怒過極熱氣上衝腦中惡氣流於珠内與神水攪混而變

成綠色故謂綠風內障久則不覩三光則不能治初起先止頭痛服附子豬苓湯候痛止服沖和湯加減夜光丸去肉蓯蓉俱倍加五味子

黃風內障　按此症初患之時頭痛乃是肝腎虧虛風毒相侵又兼脾肺壅熱白睛黃色先患綠風內障嘔吐傷胃久則變為黃色此乃不治之症也

烏風內障　按此症皆因色慾過度以傷元氣元氣一虛心火亢盛致眼前常見黑花眼眶鼻梁眉骨俱酸疼白睛高

起數粒色青如豆瞳仁漸漸緊小視物不明瞳仁屬腎水水本尅火反受火制故昏暗緊小火尅肺金白睛屬肺火尅則護睛水滯結隱起高低不平飛花酸痛等症乃火氣拂鬱血虛挾風故也初起宜服神效補肝散還奇湯陳皮半夏甘草羌活白茯苓黃芩防己薑一片仝煎散風補血後服補中益氣湯石斛夜光丸益氣滋陰不見三光不能治也

黑風內障　按此症皆因体氣虛弱肝腎不足兼以七情鬱結邪火上盛逆衝於頭目以致頭旋腦痛眼中昏澁常見黑

花漸至瞳仁散大失明瞳仁實氣聚而成尤感氣散故失明矣此不治之症也

五風變化內障　按此症皆因氣血兩虛臟腑俱勞毒風上攻腦熱相侵頭旋腦痛嘔吐故此失明不可治也

瞳仁散大內障　按此症皆因肝腎虧損況怒傷肝恐傷腎肝腎受傷則瞳仁散大盖瞳仁屬腎乃氣之所聚也怒傷則氣散初起昏如霧露中行漸空中有黑花覩一成二久則光不收遂為廢疾盖神水漸散終至盡散初宜沖和湯夜

光丸去肉蓯蓉倍加五味子收之俟少有光兼服千金磁砵丸

先以磁石置火中醋淬七次晒干另研極細末二两辰砂細末二两生神曲三两外以一两水調作餅煮浮為度搜入前藥和煉蜜為丸如桐子大每服十九加至三十丸空心米湯吞下　凡服此藥後俯視不見仰視漸覩三光此其效也空心服此午後服石斛夜光丸

此乃虛症鎮墜之藥不宜服早悲墜元氣若氣為怒傷散而不聚者服益陰腎氣丸

熟地山藥山萸肉生地白茯苓牡丹皮澤夕五味子當歸柴胡煉蜜為丸辰砂為衣每服五七十丸空心淡鹽湯下　此壯水之主以鎮陽光氣為怒傷散而不聚之故也然必兼磁砵丸服之庶為易效

又為物擊神水遂散此不治之症也

瞳仁緊小內障　按此症因腎水虧弱相火強盛水弱火盛則水

受大制故瞳仁漸々緊小瞳仁者腎水也初起無痛癢眵淚之症但覺羞澁眊矂瞳仁毛缺肝木青黄宜服還陰救苦湯（川芎　甘草　黄柏　桔梗　柴胡　防風　羌活　黄連　知母　黄芩　红花　生地　龍胆草　當帰尾　連翹　升麻　细辛　藁本　蒼术　白朮　煎服）禦抑相火夜光丸補腎壯水（去五味子加茺蔚子　畏其酸有收之意）若久不節色慾不避勞苦忽加眉骨酸痛必致小如菜子内凝腦脂或黄或白永不能治

小兒胎元内障　按此症皆因母懷孕時有暴怒驚恐兼飲食乘違將息失度母食麪食五辛炙煿之物餅服諸毒

丹藥積熱在腹内攻小兒損目及生二三歲後不言不笑都
無眄視父母始覺及長成方知内障内有翳青白色遮蓋瞳
仁若辨三光有用金針可撥者大抵小兒内障多難療
張蘊山曰睁眼見黑花宜服人參固本丸主之眼科秘覽
又曰眼目昏花視物不明皆由陰虚火旺宜用知柏黄地丸加
甘菊花治之
明目第一方節省酒色戒惱怒夜勿看書減思慮專内視簡外
視晨興遲夜眠早少用辛燥物

明目要訣夜卧時睡醒閉目轉睛四十九遍常〻左右轉之永無目疾

病目勿藥自愈法夜卧小便時用力將眼睜開轉運瞳子左右各

十數遍然後存想下邊不數日火即下如照起小便更妙尋

常如用此法能令火不炎上

心法曰皮翻症由胃經血壅氣滯而成小兒多有之眼皮外翻如以

舌嗒唇之状

又曰患目昏者不拘時候静坐閉息以兩目輪左轉七遍右轉

七遍緊閉少時忽大睜開久行勿間則鬱火濁陰運出清陽

精氣獨光

又曰治翳當辨其起自何經及翳形何色各加引經藥如李東垣治一婦綠色自下而上知其陽明來也但綠色非五臟正色殆肺腎相合而為病也乃就畫家以墨調膩粉合成色諦視之與翳同則肺腎為病無疑矣乃以瀉肺腎之邪為君以陽明藥為使服之甚效他日復病者三其所從來之經與翳色各異因思必經脉不調以致目病不已詢之果然遂以養血滋陰藥作丸服而永不發觀此則變色分經詎可忽哉

凡治時眼七日內切勿就用當歸菊花若用早便難速愈此專門眼科秘法也

內障門主方

退翳方

當歸身　蒼朮　蘇薄荷　甘艸　川芎　桔梗

白蒺藜　黃芩　谷精草　白芍　紅花　木賊

各等分水煎服

又方

柴胡　木賊　防風　黑山梔　白蒺莉　紅花　谷精草

荊芥　菊花　卜荷　赤芍　各等分水煎服

又方　沙苑蒺藜　白菊花　谷精草各二兩　真蘇薄荷一兩

共為細末煉蜜為丸鹽湯送下三錢

又方　白菊花　玩月砂一　草決明　茺蔚子　白蒺藜

夜明砂各等分

共研細末煉蜜為丸如彈子大白湯調服

真陰虧乏眼目昏花或雲翳遮睛

甘枸杞一斤酒浸透　白朮　白茯苓　熟地各一兩

共研細煉蜜為丸鹽湯送下三錢

翳障昏花

懷生地半斤酒洗竹刀切片微火烘干 烏犀角鎊不見火一刄五分 白蒺藜炒去刺

杭白芍酒炒 杜仲炒去絲 玩月砂微焙各四刄 當歸身酒洗焙干

釵石斛酒洗蒸焙干 白菊花去蒂 懷牛膝酒洗焙干 懷山藥微炒各三兩

防風酒洗焙干 川芎各二刄 蟬退去砂土頭翅足一刄

右為末煉蜜丸早晚白湯送下三分

幼年腎虛眼花

北五味打扁焙 麥門冬焙各二刄 甘枸杞黑芝麻炒 白蒺藜炒

釵石斛酒蒸焙各四兩 魚膘一斤切蛤粉炒成珠 共研細末蜜丸每早淡鹽湯送三分

中年眼目昏花

蔓荊子煮熟炒研去油 草决明微炒各十二兩

研細用沙苑蒺藜半斤熬膏杵丸食遠白湯送下三卜

退翳障並治赤眼

熊胆少許淨水略調開取去筋膜塵土入冰片一二分如癢淚加生姜汁少許以銅筋蘸點

眼生外障視物昏黑

猪胆一個傾入銀器中微火熬膏加冰片少許點

又方　猪胆外膜晒干撚線煆灰加氷片研細點之

眼珠上白星　東丹分　軽粉　麝香各五厘

研極細右眼吹左鼻孔左眼吹右鼻孔

眼目生星暫時得者可退

白蒺藜三錢水煎洗之三日即無星

翳障　人指甲刮末人乳調點

病後生翳大人小兒皆宜救急方

白菊花蟬退等分為末入蜜少許水煎服

杏仁膏　藥滙杏仁一粒去皮尖細磁器内研細滴熱人乳二三滴

浸片時絞去楂點眼角内數次翳即去矣

鵞翎丹　治諸種目疾屢試神效兼治眼漏亦效

粉爐甘石三两用川連二两龍胆草二两煎汁待甘石煆赤淬汁内以酥爲度研如飛塵仍投煎汁内晒干

官硼砂二錢　新珍珠一錢　真血珀　片腦　熊胆各五分

右各味研至無声即入煎汁内搓成如線細條眼干以鵞翎管貯用時取一條夾眼角内自化沁入一條可治數人

點眼

蕤仁去净油两用秦皮湯煎洒滢安平底碗内用艾圓三枚各包川椒一粒燃着薰之再放上熯干研極細入後藥

一珠砂飛一錢　硼砂五錢　射香五分

共研極細點之閉目一柱香爲度

點眼

芦甘石三个　新珠子　硼砂口含吐去淀水　血珀各七分　真蟬酥烘油淨

氷片各一分　兒茶烘去油三分　射香二分　硃砂　磁粉煆紅淬人乳黃連汁內七次各五分

右各乳至無声爲度和勻點之

眼生蘿蔔花神方

取極大白蘿蔔一枚剜空入雞子白一枚種土內待其開花結子後取起取出雞子白研細加芦甘石煆過一个熊胆五分氷片分半研绝細末以蜜和點眼一日一次七日全好

退翳方

夜明砂　無名異　龍胆草　青蛤粉

谷精草各三个　芦薈一个

右研末用牙猪肝一個不見水竹刀切開去筋線將藥末散入肝內用線縫好放砂鍋內或蒸或煮以肝熟爲度食之忌生冷葱蒜椒姜發物

清心明目丸　補心養血清神長智潤肺利竅聰耳明目
生地酒洗　遠志甘草湯泡焙　石昌蒲　川連　當歸身酒洗　甘菊
卄冬　甘草各一两五錢　甘枸杞三两
煉蜜丸如桐子大每服七八十丸臨卧燈心湯下

地黃丸　治眼眶痛肝虛羞明
生地　釵石斛　熟地　元參各等分
煉蜜丸清茶食遠服二錢

血虛下淚羞明怕日叟目昏花
香附一两　夏枯草五錢　研末淺茶調服三錢

又方 甘枸杞六刃 甘菊花一刃 煉蜜丸空心白湯下三个

冷淚 臘月不落桑葉煎水頻洗神效

紅絲絆睛

爐甘石 整塊者火煅紅 淬車前草汁內九次 淬黃連湯內九次 淬黃芩湯內九次 淬黃柏湯內九次 淬童便內九次 五制已畢研細水飛晒干又研綿紙篩加

熊胆 硃砂 梅片

再研千轉以無聲為度磁瓶容貯每用少許點兩眼角內或用烏羊胆汁調收亦妙

七十二種眼症眼藥

宣黃連 家菊花各四刃 當歸三刃 豬肉湯洗

用清水十碗煮濃汁濾去渣再入銅鍋入紋銀一兩糟氣熬至砂
糖色冷定加
芦甘石制過二兩 石燕磨汁半杯 冰片四分 射香六厘 白蜜一匙
羊肝煅灰三分 鴉毛一根炭火上燒成珠
調勻撚成條收貯勿令洩氣每用少許于點眼角其藥自化不必水調

病後兩目昏視物不見
元眼核二枚剝去外面漆皮水磨濃汁塗兩眼胞神效

疳疾眼生翳膜並肚大面黃肌瘦泄瀉神效
肉菓麪包煨二个 史君子去殼五個 胡黃連 白蒺藜 蘆薈各一不

共為末雞肝一具酒漿少許同搗爛去渣入前藥調勻蒸熟食
之喫二三服立愈

疳疾並出痘壞目神方

蜜蒙花淨酒洗 穀精草 蟬退去翅足 望月砂各一兩

共為末雄猪肝肚一個竹刀剖開將藥末摻入水煮熟飲汁食
肚盡一料全愈

撥雲錠子 治一切眼疾又能開瞽復明神效

爐甘石煅好 熊胆五卜 冰片二卜五 白硼砂三卜 麝香五厘

硃砂水飛三卜 活烏鴉翎二廿二卜煅 共為細末用川芎當歸赤芍生
地卜荷防風川連甘

菊防己 龍胆草各五个 木賊 黃芩 黃柏 羌活 大黃 白芷各二个 河
水六碗浸一日夜 炭火熬出汁 來去渣澄清澈淨 再用文火熬成膏
和前末和勻 搓成條子 重二分 用鵝翎管收藏 黃臘塞口
凡點眼時 以清水或人乳或津唾潤濕 點眼閉目片刻 神效
臨卧點之更妙 或用人乳化開 塗眼胞上下 揉入眼內 多塗過夜
即日見效

羊肝退翳丸 治雀盲眼 一切昏花老眼

懷生地 熟地黃 白茯神人乳拌蒸晒 懷山藥炒各三兩 甘枸杞
夜明砂淘淨各四兩 木賊草蜜水拌炒 密蒙花蜜拌炒 青葙子各二兩 草決明二兩半水拌炒
川黃連尒白酒浸一宿炒 黑羊肝去外膜蒸熟

將前藥爲粗末同羊肝搗勻再烘晒令干再磨爲細末用煉蜜爲丸如桐子大每服二三十丸空心淡鹽湯送下　忌蘿蔔胡椒雞鴨蛋

黑珠凹下蟹睛　鱔魚血晒干研細以筆蘸點三次全愈

退翳方　鮮鵝不食草一名土芫荽揉軟塞鼻退翳最速如無鮮者陰干揉塞亦可但初塞必噴涕不必疑懼

赤眼翳膜　大訶子一枚白蜜磨點

小兒麸翳未堅者不可混點眼藥珊瑚研如粉每日少少點之自愈

退翳羊肝丸　夜明砂　木賊草　白蒺藜炒去刺　蟬退當歸各三兩　甘菊爲細末用蒸熟黑羊肝二兩切片晒干爲末水法

疊丸每服三卜開水送下

退翳神方　木賊草煅　石决明大煅　穀精草大煅各一刃

黑羊肝一具用竹刀切片放蒸籠内蒸熟以蔴線串掛陰干不可經鉄器　共為細末每早晚用紅糖湯調下

眼藥

芦甘石煅淬黃連湯中七次　珍珠各一卜　白硼砂　牛黃　琥珀　氷片

雄黃各五卜　熊胆　硃砂　蘇卜荷葉各三卜

甘乳極細點之其筋膜即下重者漸落

眼藥　海螵蛸淘淨泥砂刮去硬甲用黃連黃芩黃柏大黃各等分煎汁煮螵蛸取起晒干

研細加氷片點之

清肝補腎羚羊丸　治少年老年眼目視物不明者

羚羊角一枚鎊研紙包縛有乳婦人乳上一宿次日研一两　青塩三两煆

犀角尖五分制仝羚羊角法　百草霜飛細三分

健猪肝一具煮熟搗萬下和丸每服二分空心白湯送下

老年眼昏

谷精草不拘多少切成段仝黑羊肝一具切片入銅小鍋內每早老人自己炒之其味入鼻眼昏目亮

琥珀膏　點七十二眼症

蕤仁去油膜二两　大珍珠　琥珀　象牙末　硃砂水飛　白硼砂各二分

玄明粉二分五卜　射香　氷片各卜　共乳極細煉白蜜調膏點之

珊瑚膏　治二十年昏眼能見日光燈頭者可治

盧甘石火煆水淬七次　黄丹水飛各一兩　乳香　没藥　海螵蛸水飛

硼砂各一下　青鹽水飛五下　氷片三下　射香二下

煉白蜜和膏點之

初起痘翳　白水牛虱子取血點翳上

琥珀散　治諸般外障紅赤羞明風热火眼血縷瘢瘡翳膜眼眶

赤爛生眵流淚

盧甘石煆一兩　琥珀細竹紙包捶碎二下　氷片三下

共乳極細點眼

推雲散

治諸般外障雲翳蟹睛血翳赤膜

石蟹滚水泡去夾石並砂土用竹紙包搥碎再研至無声為度　黃連去鬚　白丁香各一錢　官粉

金錫堅重有金星研飛　青鹽鍋內水化開澄去砂土火上煎干　赤石脂　銅綠去錢上者刮下研細水飛各一錢

乳香透明者箬包四五層銅鍋內清水煮數沸換水煮去油　硼砂　沒藥制同乳香各四分　熊胆去皮膜

當門子　枯凡　冰片各一分

共乳細用一秘方加蛛黃一錢竹蟣五十個

黃連膏

爐甘石煆二兩　石蟹二錢　血珀　珍珠　熊胆各一錢　冰片二下　射香三下

先將甘蔗二枚去皮切作薄片用清水四五碗煮二碗將楂搗汁濾清入川黃連
二兩熬一碗去渣濾淨加用蜜二兩又熬至大半碗入前藥共一處研至無声

秘精兎絲丸

治內障昏花翳障腎氣虛損目眩耳鳴四肢倦怠夜夢遺精
懷山藥以乚卜打晒　白茯苓　石蓮肉各二兩　兎絲子煮餅五兩
右用山藥糊加蜜丸空心臨臥俱用塩湯送下三錢

明目夜光丸

生地酒洗　釵石斛　當歸酒洗　兎絲子酒煮搗乱　青葙子　枸杞子各一兩
人參　山萸肉　牛夕酒洗　粉丹皮　元參各一兩　白茯苓
山藥各一兩五錢　蜜蒙花　菊花各八錢　北五味七錢

三煉蜜丸空心開水送下三小

神效眼藥　蕤仁上白者佳去淨油二小　冰片一卜　硼砂三小　真牛黄　射香各二厘

共乳極細骨簪蘸點

昇靈藥法　水銀一兩　枯凡　焰硝各一兩六小

先將硝凡共研細入兩耳小鐵鍋内鵞翎掃圓上以指按五指眼如梅花樣將水銀均分於内上以粗碗蓋之週圍以綿紙撚濕水封口再加研細軟石膏按緊於碗底上上以大鐵錘壓之於風火爐上煅二柱香但見石膏上有氣出即壓之再加武大一柱香取起冷定刮下研收　昇黄靈藥加官粉一兩六小

昇紫靈加陀僧一兩六分火候宜小

昇白靈法　生鉛　水銀各一兩　硼砂三分

先將鉛化開入水銀即取出爲末再入硼砂共研聽用

食塩　火硝　枯礬各五分

先將塩硝礬三味共研一處下鍋炒煉乾再研細分作二股取

羊城礶將一股裝在下將汞鉛硼裝在中间再將一股裝在

上面用鐵盞蓋鑵口上以鐵梁壓住鐵線紥定軟石膏細末

醋調封口陰干爐中用鐵釘三根爲三足置鑵於上先文後武

煉三柱香取起冷定開看刮下研細用煅時若鑵口有烟出以新筆蘸水塗之

煆盧甘石法

取潔白輕而有聲的盧甘石樵黃豈大用竹紙包四五層以線縛圓外用紫土入新綿搥勻包在內約一指厚為圓毬陰三五日收靜處候干將干用線絡掛簷前晒極干透擇吉日用鐵線縛數道平地上砌磚爐留門搧風爐中用大釘三根為足置炭大將毬懸爐上炙一柱香方可下爐煆三柱香先取童便一小缸入黃連黃芩黃柏各六錢浸七日爐清將毬徐徐入童便內浸一宿取出研細水飛再研聽用

靈光散 治外障瘢瘡扳睛胬肉蜆肉蟹睛俱宜點之
爐甘石煅一兩 靈藥一分重者二三分
共研極細末必須調點患處少許將目閉久候痛止
藥性散盡方可撥去用絹拭去令淨以熱水洗之凡
病重者連點七日眼胞發腫方可歇藥避風調理七日
看患處有病再點 倘此藥最痛若要除病須耐心
方效瘢瘡蜆肉重者點淨靈藥少許將目久閉藥性退之
後化而為翳虛弱者不可點

八寶散 治諸般外障翳膜花陷痂瘡歪風眼瘸眼紅絲羞明眵淚

盧甘石煆一兩 頭號藥三个 廿〻研極細用

點翳方 用蘿蔔子一粒研細去殼以燈草蘸唾津調點翳上不過

一三次即落

昇靈藥方 水銀五下 黑鉛五下 火硝六个 官硼二个

将鉛化入水銀作一塊入硝硼研勻入礶打三柱香每灵藥

二个對煆過甘石一兩辰砂琥珀珠子牛黃熊胆各一个

煆甘石法 黃連黃芩黃柏荊芥煎湯入煆紅芦甘石為末水飛

眼目怪症瞳仁落出用黄連末人乳冰片銀簪打匀綿花蘸一擦眼日久即愈

又眼生怪症目內長出一物如干柴條者用新打銀針刺湧泉穴患者咳嗽一声即攢一下即愈

外障門主論

天行赤眼外障　按此症初患之時皆因時氣受之者兩目赤腫眊矂緊澁羞明頭痛淚出鼻塞眵多臟腑秘結宜芎藥清肝散荊芥防風柴胡薄荷川芎赤芍羌活炒梔知母甘草桔梗大黃黃芩滑石前胡石羔芒硝大便不秘者服羌活勝風湯羌活前胡荊芥只殼防風白朮黃芩柴胡卜荷川芎桔梗甘草白芷獨活

赤眼生翳外障　按此症皆因患赤眼之時不避辛苦外受風日內多房勞耗傷元氣以致纏延不愈時常赤腫或癢或痛淚出难睜風熱伏積不散上胞凝血磨擦睛珠漸生翳膜宜鐮

洗去上胞瘀血

暴風客熱外障　按此症皆由肺火壅塞熱氣上衝以致白睛陡紅腫壅起烏珠内陷日夜腫脹疼痛淚出难睜宜服清金桑皮散桑皮　元參　赤芍　防風　桔梗　覆旋花　菊花　杏仁　黄芩　只壳　升麻　葶藶子又肺火盛熱結白珠紅腫微覺脹疼近黑珠邊起一二小胞大便干結者宜瀉肺湯黄芩　羌活　桔梗　元參　大黄　芒硝　地骨皮

兩眥赤脹外障　按此症皆因心與小腸膀胱經蘊熱或食五辛煎炒熱物致使亢陽上炎火氣熾盛故大小眥赤脈貫睛兼小

便澁痛紅赤如淋服八正散 瞿麦 炒梔 大黄 甘草 燈心 萹蓄 木通 滑石 車前子
瞼生痱瘡外障 按此症脾胃二經停積風热作癢流淚用手搓
揉或誤服寒凉之劑致使眼胞内瘀血凝滞不散故生血縷後
因勞役酒色過度漸成堅硬疙瘩形如花椒相似内有白粱
磨擦瞳仁即生翳膜治法先宜鐮洗去瘀血輕者羌活勝風湯
重者防風散結湯 防风 羌活 前胡 柴胡 蒼朮 黄芩 黄連 獨活 白芍 防己 红花 归尾 甘草 白茯苓 蘇木 此藥治上下胞瘀血並
鐮洗後係從權若多服則耗血慎之 點烏金膏或靈光散俟病去大半服清熱消
凝丸 治淫熱反剋風熱不散白睛如血貫有熱而血滞者用川芎 当归 荆芥 卜荷
羌活 藁本 菊花 滑石 石羔 連翹 山梔 甘草 黄芩 白朮 桔梗 煉蜜為丸每丸

重一不二分卧時
清茶調服

臉生風粟外障　按此症皆因脾經受風致使血壅熱積不散或爲病已久腫澁难睁亦與痲瘡相類但只胞内生小窠如粟未堅硬白色磨擦睛珠淚出澁痛漸生翳膜治法先用針刺出風粟白漿服勝風湯羚羊角散

羚羊角　犀角　知母　元参　大黄　芒硝　黄芩　桔梗　防風

白翳花陷外障　按此症皆因七情五賊饑飽勞役損傷脾胃兼之肝血不足以致睛疼如刺刺應大陽眼瞼無力常欲垂閉淚出羞明珠上即生白翳陷下如粟米魚鱗之狀先服柴胡復

生湯珠痛者服當歸養榮湯（熟地當帰白芍川芎防風羌活白芷）癮澁服當帰活血湯（当帰黄芪甘草升麻柴胡白芷防風蔓荊子）元氣虚弱者服補中益氣湯花陷不起者亦可服

蠅頭蟹睛外障　按此症皆因肝腎俱勞火邪夾熱之極兼之七情鬱結以傷脾土脾土既病則失生生之職不能含血上榮於目故睛珠疼極淚出难睜或因暴怒烏珠上起藍黒翳如蠅頭蟹睛之状離瞳仁而起者名為離蟹眼當瞳仁而起者名為蠅頭先服柴胡復生湯（白芍川芎藁本柴胡羌活黄芩蔓荊子蒼朮甘草白芷五味子）

茯苓薄荷

獨活桔梗痛不止服當歸養榮湯次服黃芪湯神效補肝散虛者冲和養胃湯後服石斛夜光丸俱加五味子以斂之點推雲散八寶散此症外點内服必要積以歲月其翳方能收復亦有不能去者

黑翳如珠外障　按此症皆因腎虛肝熱子母俱虧其病感受大抵與前症相倣睛珠疼痛淚出難睜羞明怕日烏珠上邊生黑翳突起如黑豆先服黃芪湯人參黃芪知母白茯苓遠志大黃防風地骨皮

育神夜光丸人參生地熟地天冬麦冬石斛牛夕當歸菊花只殼枸杞子地骨皮兎絲子遠志煉蜜為丸白湯下

血翳包睛外障　按此症皆因脾受風熱更兼肝腎虛勞上胞有病磨擦睛珠內因積熱外感風邪遂使凝血不散漸生翳膜上有紅絲縱橫錯貫遮蔽瞳仁難以視物治法鐮洗去上胞瘀血先服勝風湯兼當歸散（當歸　生地　熟地　黃連　山梔　赤芍　桑白皮　防己　龍胆草）後服石斛夜光丸點烏金膏如有客熱風疼之症則宜育神夜光丸

血灌瞳仁外障　按此症皆因肝心火盛載血上貫目中心者君主之官神之舍也屬火宜静或因大驚傷心大怒傷肝心神散亂以致火性妄動載血錯經妄行灌注於目遮蔽瞳仁

紅色不分黑白疼痛难睁驚狂罵詈如見鬼神目乃五臟六腑之精華榮衛魂魄之所常營也亦神氣之所生也神乱則魂魄散故言狂乱見矣治法宜急砭迎香穴在鼻孔内兩傍即愈初病一二日紅色即可砭若日久如圓眼核紫黃色則不治矣

砭法　取粗茶葉簍上箬葉二片以中間硬梗為脊剪成針長一寸四五分如劍形頭尖身濶取其至鼻内小孔穴處即止不能往上也用時將針安放鼻内向穴處餘八九分在外用手忽然往上一送出血數點便勿再砭

即令卧煖處不可驚動久睡自醒其妙如神後服以芎行經散加五靈脂數劑行其積血自愈

雞冠蜆肉外障

按此症屬脾胃二經積熱外受風邪致使

血凝不散上胞内壅瘀血一塊軟而紫黑色即雞冠下胞内生瘀肉一條軟而淡紅色即蜆肉宜鐮去瘀血服抽風散元參黃芩桔梗防风細辛車前大黃芒硝點靈藥烏金膏

胬肉扳睛外障　按此症初患赤眼臨風不避辛苦延久而成或因熱足下於冷水或因跕立行房致傷陽蹻經絡者其脈起於足上行至頭面屬目内眥此經既傷内眥即生赤脈如縷縷根生瘀肉瘀肉生黃赤脂脂則橫侵黑睛漸蝕神水或兼鋭眥而病者合於太陽經也治法如未蝕黑珠者服

勝風湯加蔓荊子撥雲退翳丸川芎荊芥菊花甘草黃連蛇退當歸川椒蟬退蜜蒙花蔓荊子地骨皮白蒺藜木賊草桃仁卜荷天花粉煉蜜丸重八分每服一丸食遠清茶調下有翳赤消水調下睛昏當歸湯調下內障者木香湯調下有熱者兼服還陰救苦湯已觸神水者另有割法詳在銀海拔萃

白膜侵睛外障　按此症皆因肺熱肝虛腎水虧弱腎月水不能生肝木故肝受肺之邪熱所尅烏珠週圍漸生白色如翳日久漸遮瞳仁終有昏暗之患先服瀉肺湯以瀉肺經之實熱後服育神夜光丸加天冬麥冬滋陰補腎

膜入水輪外障　按此症皆因目病已久抑鬱不舒更兼調

理失宜房勞太過以致肝腎虧虛漸生翳膜始而藍色若蠅翅日久則白厚矣宜冲和養胃湯石斛夜光丸

黃膜上衝外障　按此症皆因胃經邪熱凝滯氣血以致白睛下邊紅赤生翳黃色冲上黑珠澁痛淚出羞明難睜脾胃屬土土色黃胃傷則土之正色見矣先服防風通聖散瀉去積熱後服通脾瀉胃瀉火湯天冬寸冬茺蔚子元參知母黃、芩大黃、點琥珀散

赤膜下垂外障　按此症皆因上胞脾經風熱血積成瘀目珠被其磨擦腫痛淚出羞澁不睜熱壅不能疏洩血愈凝滯

不行烏珠即生赤膜目上下垂紅色漸遮瞳仁宜鐮洗上胞瘀血散目中瘀血宜用川芎行経散點八寶散推雲散

逆順生翳外障　按此症烏珠生翳自上而下者謂之順屬脾経從下而上者謂之逆屬胃経起自脾胃症見肝経日久漸遮神水皆因身体虛弱氣血不足以致諸経感邪熱使血凝滞不行磨擦而生翳膜此翳最难去初宜服撥雲退翳丸兼育神夜光丸點八寶散推雲散若翳自下而上者服防風通聖散一二劑即去

風吹出臉外障　按此症皆因脾胃二經感受風熱日積月累壅滯胞臉之間蓋臉受風則皮緊脾受風則肉壅故臉皮或上或下翻轉在外上生瘀肉紅紫色眵淚如膿治法先宜鐮洗去瘀血服勝風湯點烏金膏靈光散久則不可也

迎風流淚外障　按此症皆因腎肝虧損蓋肝虛則淚不收淚者肝之液目乃肝之竅液之道也肝木生於腎水水衰不能生木母子兩虛邪火內燔於目外遇風吹肝木為其搖動是以液道開而淚出不收初起無他症惟浸浸淚出拭去又流經冬

病者多年久不分四季宜服四物補肝散育神夜光丸若不早治兩眼俱黑色昏暗不明者生地熟地以椒井分煉蜜丸每早晚滚鹽湯送下二三小

癢極難當外障 按此皆因心經火邪脾經風熱久伏不散攻冲目中忽遇風邪干觸遂作難禁用手揉擦亦不能止蓋癢非謂虛也乃火與風也風觸則大發風火相併故作癢耳久則兩瞼赤爛羞澁难開眵淚若糊若胞內有瘀肉瘀血宜鐮洗先服藁本疏風散以芎藁本羌活防風蟬退細辛點八寶散

偏睛膿血外障 按此症皆因肝火心盛積熱壅毒烏珠內有膿

自下灌上或珠高起如瘡樣流出膿水蓋肝臟生火藏血上榮烏珠火盛氣衝血脈凝滞不行陰陽相博乃化為膿發時苦頭痛珠疼外寒内熱涕淚交流食眠不得四肢倦困昏悶俱火之象也宜撤膿撤火服黄芪湯候膿淨後服柴胡復生湯點琥珀散八寶散

鶻眼凝睛外障　按此症乃氣血不分混睛而成初患無痛疼但上胞腫起如豆許漸漸長大内有紫斑大抵人身氣不欲相混混則阻滞於皮膚之間遂成此病初治須擇人神所在不

犯之日翻轉眼皮向外於紫斑處用眉尖刀刺破患處以大指捻出黃脂後服防風散結湯如初起畧覺有礙用白酒煎消毒飲歸尾 甘草 白芷 陳皮 赤芍 防風 天花粉 金銀花 皂角刺 數劑亦消夫名鶻眼凝睛者蓋鶻鳥之眼凝視不運此病長大堅硬礙塞睛珠視物不能運動故以名之

痛極憎寒外障　按此症皆因房勞思慮以傷心腎陰血勞役饑飽以傷胃腑陽氣氣血兩傷水火不能升降皮膚間無陽衛外護爲風寒之氣乘虛以侵攻衝於頭伏而不散頭爲

諸陽之會邪正相博故頭痛不可忍目珠紅腫流淚大邪上逆不降則陰氣觸併於下故足膝逆冷身憎寒戰治法宜補陰降火服附子猪令湯

打撞傷損外障　按此症皆因被物打撞手拳打着睛珠突出三寸者登時急用手掌擦熱托定睛珠而珠系以得熱氣自然緊縮就上仍收眼眶中但不可就洗去血外即用熟地黄搗膏攤薄絹封貼眼上日換三次服除風益損湯　川芎当帰白芍熟地藁本前胡防風

打撞積血外障　按此症被物打傷胞臉凝血腫痛难開白睛

紅如血灌服川芎行經散川芎羌活獨活荊芥薄荷防風白芷柴胡只殼桔梗当帰茯苓紅花甘草蔓荊

打刺生翳外障　按此症皆因被物打刺積血未散或刺痕未痊久則珠上生白翳遮睛有膿血者服川芎行經散血虛者服除風益損湯翳膜者用八寶散推雲散縷點之

傷寒愈後外障　按此症皆因大病後清陽之氣不升餘邪上熾不休而走空竅其病瘾澁赤脹生翳羞明頭腦骨痛宜服勝風湯升發清陽　又一症乃因用辛熱之劑發表太過以致氣虛身弱時病雖愈而瞳仁漸漸散大益辛

主散熱則助火上乘於腦中故睛散經所謂壯火散氣耳先
用勝風湯重加五味子以收耗散氣數劑之後兼服冲和養
胃湯後用石斛夜光丸倍加五味子自愈
痛如針刺外障　按此症皆因心經潛伏壅熱風毒上攻故病
白珠泼紅流淚瘾澁難開內眥時時痛如針刺宜服洗心散
黃連　黃芩　桔梗　大黃　知母　元參　荊芥　赤芍　當歸　點琥珀散
瞳仁乾缺外障　按此症皆因腎水虧損反受火制故瞳仁小如芥
子而且缺內有腦脂凝結或黃或白此係內障因頭痛而起故列於

外障初病頭痛难忍坐卧不寧宜補腎清肝退大為主久
則不見三光不治也

停肉瘀血外障　按此症皆因連患時眼未愈不避勞苦見風
太早以致脾胃受風肝氣不和使瘀血凝滞胞瞼之間兩胞腫
澁眵淚膠粘先用鐮洗服勝風湯點琥珀散若不愈點烏金膏

靈光散

羞明怕日外障　按此皆因病目愈久延不愈欝大內炎邪風
外客致使脾家感受積伏於胞瞼之間但胞瞼屬脾蓋脾

統血邪氣既盛則血無所歸故見陽氣光明禁不能敵是以嚏
淚交作眊矂羞明怕日难睜宜服瀉脾湯黄芩 桔梗 蒼朮 梅仁
大黄 車前子 甘草
勝風湯點琥珀散

肝經積熱外障　按此症皆因肝家勞苦蘊積風熱兼以
七情之氣鬱結不散衝於腦攻於目致目赤色生翳或聚或
散時發時好初覺頗輕年久漸重宜勝風湯點琥珀散並
八寶散

熱毒癰疽外障　按此症皆因過食五辛煎炒炙煿之物

或熱洗浴太過熱毒上攻薰入腦致生癰疽其病自上胞内背起紅腫疼痛即服消毒飲輕者可以内消重者可以外托或上胞或白睛出膿者可保無虞但肝經黑珠出膿者則損目失明若服消毒飲出膿之後身體虛弱者服補中益氣湯加減用之可也

夜間珠痛外障　按此症皆因肝經血不足肝氣壅塞兼以寒氣相乘以致血病不行夜間珠痛頭疼淚出不止筋脉俱痛蓋目為血脉之宗又為肝經之竅繫於腦帶於肝肝藏血氣

順則血行循目系上榮目中光彩而明氣逆而血病則目無所養邪併而痛況夜屬陰正寒氣旺盛之時肝氣即逆又遇寒陰乘之邪正相博是以淚出疼痛治宜疏風活血服神效補肝散

回回頭痛外障　按此症乃回教之人以水洗浴從頭倒澆至足其濕髮漬於頭上冷氣侵於睛中以致頭痛目系凝滯瘀血眼弦緊急大抵頭為諸陽之會陽為大宜散而不宜伏目為氣血之宗宜煖而不宜寒既受冷濕所傷是成凝痛之病宜洗輪散當歸　白朮　羌活　山梔　牛蒡　甘草

旋螺突起外障　按此症皆因臟腑俱勞積伏毒熱以致攻衝目睛珠忽然腫硬突出如癰如疽流膿流血俱已潰損不治之症只可消腫而痛即可止矣

轆轤轉關外障　按此症皆因肝臟風熱邪毒兼以原患瘡毒餘毒未盡上攻於頭害走空竅目稟臟腑之精凝結而成毒攻其間不即發出自根柢壅長瘀肉將珠托出眶外脹大如瘤掛於額上睛珠不能轉動瞳仁直視胞瞼還自啟閉雖無疼痛等症斷不能治日久加以七情鬱結毒邪攻急忽然痛腫破裂

而已蓋直視者太陽經絶也不獨目不能治命亦隨之而傾

胞肉凝脂外障　按此症皆因脾胃二經感伏風熱淫邪凝血在内不散攻於上下胞紫黑浮腫閉不能開如膠粘膩服袪風散

黄芪　茯苓　當歸　元參　蒼术　白芷　甘草　防风　羌活　菊花　茺蔚子　藁本

鐮洗瘀血服勝風散點烏金膏　丞靈光散

婦女經水過多外障　按此症皆因行經去血過多或山崩漏血産後下血過多以致肝脾虧損蓋肝藏血脾統血二經既傷則血少火盛遂有上炎之患攻衝目頭致令頭痛目暗珠疼淚流

赤澁生翳如粟米魚鱗陷下先服芎歸補血湯當歸 川芎 生地 熟地 天冬 白芍 防風 甘草 白朮 牛夕 四製香附九酒塩童便醋四製香附 當歸 白芍 熟地 川芎 人參 黃柏 白朮 澤蘭葉 益母草 煉蜜 九每服三小空心白湯送下 一方少人參 白朮 點琥珀散八寶散

婦人經血逆流外障　按此症皆因心脾傷損凡室女童子積想在心不得遂志思慮過度多致勞損心神男子則心神色敗女子則經水閉邪火上炎逼血錯經妄行逆注於目烏珠上下紅如血灌甚者烏睛週圍如胬肉生起者血翳包睛相似須服通經破血湯川芎 生地 黃連 甘草 連翹 蘇木 甘菊花 歸尾 赤芍 黃芩 羌活 大黃 紅花 劉寄奴 元明粉 木賊草

使翳膜自消而經水調順後點琥珀散并八寶散

小兒疳眼外障　按此症皆因過食生冷麪食兼之饑飽不勻以致脾胃傷損日積月累釀而成病腠理不密令目怕日羞明眵淚流朦珠痛生翳或陷下或生蟹睛腮下瘰癧口疳好啼善食肌肉消瘦身熱發黃肚腹痛疼治當理脾胃平肝木切忌寒涼通利之劑先服茯苓燥濕湯　人參　蒼朮　蔓荊子　羌活　甘草　白茯苓　防風　車前子、羌獨活　柴胡　川芎　蒼朮　澤瀉　蘇薄荷

人參啟脾丸　人參　白朮　茯苓　山藥　蓮肉　陳皮　澤瀉　甘草　山查肉　用荷葉煮老米糊丸如桐子大每服三五十丸清米飲送下

九味蘆薈丸　蘆薈　蕪荑　當歸　川芎　白芍　甘草　胡蓮　廣木香　龍膽草　煉蜜為丸重一不臨卧清米湯送下

若初起目瞪無神睛緫如蠶肚腹大下痢赤白乃不治之症不久當殞

小兒胎元外障　按此症皆因其母懷孕過食五辛熱毒之物或浴水過熱感受熱毒攻及小兒之目致生下時兒目即病或一二月而病或百日之外始病皆係胎毒未散其症疼痛淚出赤澁難睜羞明怕日烏睛生翳突起如黒豆甚則紅腫不開眵淚如糊宜服除熱飲甘菊花芜蔚子知母黄芩木賊元參大黄防风竹葉十片爲引

燥濕湯亦有食乳母熱毒之乳而病者

小兒斜視外障　按此症皆因痘後疹後風邪入腦致令目系帶轉故睛珠不能視亦有驚振所傷者宜服消風散防風通聖散荆芥 薄荷 桔梗 川芎 白朮 石羔 甘草 大黃 防風 連翹 黃芩 當歸 白芍 滑石 山梔 芒硝 水煎食後服大便不實者減硝黃兼養血之劑

外障門主方

服礬法　如遇每年常患火眼之人傳服此法奇驗

每逢冬令交四九第一日起每早吞生白礬五七分如此九日可保一年不患火眼　將礬打碎揀去大塊掃去細末只取勻淨小塊約五七分開水一鍾先喫一口嚥于喉舌將礬置於手掌心内送下喉間再用開水吞之倘有未曾嚥下之礬用水漱吐出則不濇矣

又方　用生紅棗去核納皂凡少許捏緊火煅存性泡開水洗火眼如神

又方　川黃連一分　生白凡八分　大黑棗一枚去核　水一盅煎洗

又方　紅棗一枚去核入青凡一分五厘於内以火煅紅加古錢一枚同棗入水碗中露一宿燉温洗之

又方　川椒七粒　川連　胆凡各一分　桑葉七片滚湯泡汁待温洗之

洗眼明目日期　皮硝六錢水煎

正月初五　二月初一　三月初四　四五月初一

六月初四　七月初二　八月初一　九月初三

十月初六　十二月初五

又方 生姜洗净搗取自然汁磁盆貯烈日晒干刮取磁瓶客貯每用少許點大眼角

又方 朴硝泡水頻洗一切風火濕眼可免眼角破爛

又方 小茴香小 氷糖 黑葡萄乾各二小 同綠一下 明凡六下 天水一碗或雪水浸露一宿冷洗如有翳障加海螵蛸去甲二小

又方 防風 荆芥各五分 杏仁 奄仁各十粒 胆凡 枯凡各一下 水一碗将藥投入隔水煮透取起洗之

又方 杏仁七粒去皮尖研 甘草小 入水碗内紙盖飯上蒸再入皂凡小略煎先薰後洗之清

又方

凡風熱眼作痛作癢及天行害眼赤眼風淚眼用皮硝六錢新汲水一盅煎七分入磁器内候冷定洗眼每日洗四五次眼須微開令水入目内用中指擦五遍如痒甚加白凡泡洗即止

又方 川黄連 皂凡各三分 水浸一時搽數次腫痛自消

又方 洗實火眼紅腫如含桃淚出不止酸痛羞明多眵

黄連不 明凡三下 荊芥五下 花椒七粒 生姜一片

水煎半碗乘熱洗之一日洗七次明日即愈

又方 洗虛火眼紅而不痛不澁無淚無眵

人乳半盏　生地二不　明凡五厘　蕤仁三分去壳取仁一分

水半盏同人乳煎取藥汁少許洗七次明日愈

又方　柴胡　防風各二分　黄連三分　明凡分　花椒三粒

水半盏入藥飯上蒸洗眼如神一日三次二日即止痛

又方　人参　黄連　明凡各三下　大黒棗一個　人乳一合

水半盏同煎二沸即取洗眼日七次三日愈此方洗虚实眼神效

又方　真川連三不　生粉草六下　杏仁去皮生用八粒　同青三下　胆凡一下　大元棗一枚

右味稱準不得加減分厘頭煎與二煎和勻用新綿花收

之乘熱擦洗眼以喉中作苦為度餘者晒干可藏數十年

此料可治十數人不拘風火眼頻洗立效老眼昏花流淚者洗之如廿年

又方

當歸 郁李仁打碎 防風各一下 黃連七下 荊芥八下 胆凡 明凡各三下

杏仁去皮尖七粒 水煎溫和洗眼避風

又方同綠 黃連各五下 明凡二下 硝朴三下 防風 荊芥各八下

歸尾七下 杏仁七粒 滚湯泡透頻頻溫洗

赤腫作痛 生地酒浸擣爛厚塗眼上

又方 豆腐切片乘溫貼眼胞上

勝風湯 治風熱上攻白珠赤甚暴腫痛甚者立效

白朮去蘆炒五分 柴胡七分 只殼炒 羌活 白芷 川芎

獨活 防風 前活 薄荷 桔梗各四 荊芥

甘草各三卜 黄芩六卜 杏仁去皮尖炒三分

水煎服 爛弦眼加蟬退去足翅 僵蠶炒各六分

又方治赤腫作痛 雞蛋煮熟去殼剖兩開去黄乘热合眼上

又方 臨睡茶浸透眼上下將眼合緊用篩過明凡末厚敷一宿腫痛自消

風火赤眼雲翳點藥 蕤仁去心皮膜油淨一小 硼砂飛淨二分五厘 冰片二厘

野荸薺取粉五分 明凡研細五厘 射香一厘 加金箔十張研極细磁瓶寄貯點兩目眥内

真人碧雪膏 治男婦冷淚常流並暴赤眼點之神效

臘月内三辰日取羯羊胆十数個将蜜裝内綿紙虛籠吊簷下一七日雞翎掃下胆上霜磁瓶寄貯以骨簪挑點眼角内

諸般目疾 荆芥 甘菊 白芷 薄荷 防風 密蒙花 甘草 黑芝麻 川芎各等分 共磨细每日早中晚清茶調服二不

點風火眼昏眼雲翳攀睛 荸薺粉 生姜取汁澄粉 透明硼砂各等分

右乳細加氷片二分又乳匀以人乳調點

目腫而痛多淚多眵紅而如有物似針觸者是實火症

柴胡　白蒺藜　半夏　黑山梔　甘草

水煎服此方之妙全在直散肝胆之鬱火火散則熱之退不攻之攻勝於攻不下之下勝於下也一劑奏功不必再服

又方　當歸五分　川連去毛　枯凡各一分　銅青三分

燒酒浸洗其腫自消其痛自止每日可洗兩三次

眼腫不開　真三七磨汁塗眼眶一宿即愈

洗眼奇方　張道人從道藏內檢來普濟十方不論瞽目雲霧風火昏花久洗自明　皮硝六分　生桑白皮一兩

白水煎〻每遇日期熱洗數十次日期開後

正月初五　二月初二　三月初三　四月初九

五月初五　六月初四　七月初三　八月初十

九月十二　十月十二　十一月初四　十二月初四

閏月仝本月　已上吉星日子乃通光明也其方（千金不易 屢試屢驗）

洗眼仙方

防風五分　硼砂　胆凡（各二厘五毛）　同煎湯洗

洗風火溼熱〻紅腫眼方

苦參（切片）　杏仁（去皮尖研各三分）　胆凡八分

入碗内開水冲上以棉紙糊碗口紙上戳眼将病眼薰之待温去紙洗眼仍将棉紙糊好隔水頓热又薰又洗神效

蕤仁膏　治一切風火眼遠年近日眼疾如神

蕤仁霜二兩三分　硃砂水飛　黄丹水飛　硼砂各二分　氷片

射香各三分　廿乳極細用煉蜜調成膏磁貯每用少許點大眥

洗眼仙水

胆凡先研細　連翹　防風　荆芥　紅花各三分　銅綠

皮硝　明凡　歸尾　甘菊　赤芍各二分　杏仁

桃仁各四分粗研　廿入鑵內用燒滚河水井水各五觔冲入藥內重湯

煮大半炷香將鑵半段埋在土內蓋好每次用藥水一酒盃

以軟絹蘸洗一日即愈

火眼　北細辛　川牛膝　龍胆草　當歸尾各三錢

作一劑白水煎服即愈

洗時眼　山梔子十四个　桑白皮（分）二錢八　明凡七卜　黑棗七个

河水一碗煎半碗洗之

治風疫偏頭痛攻於眼目視物不明痛不可忍者

陳胆星　明天麻（包煨　溼草紙）　製半夏　川貝母　川羌活

防風　黃柏　厚朴　北細辛　知母

元參　前胡　痛甚加蔓子
白水煎十劑見效三十劑全愈　永忌猪肉要緊

洗風熱眼痛癢歪天行害眼及風淚赤眼
皮硝六小新汲凉水一甌煎七分入磁器内放陰凉地上出
火毒候冷洗眼日三五次将目漸開少滲硝水入目用中
指擦五遍眼紅瞳子内癢甚加白凡二三小同泡效尤速

風火赤眼　冬青子不拘多少搗汁熬膏净瓶收固埋地中七日每用點眼

又方　自己小便除去兩頭者抹洗

敷火眼痛眼風熱眼　天南星　赤小豆各等分　研細生姜汁調敷太陽穴

火眼紅腫如桃　白川芎　川連　鵝不食草陰干各一兩

共研細末磁瓶密貯口中預含冷水取藥少許吹入鼻亮吹後

待口中水熱吐出即消

眼胞腫大痛不可忍

母生姜連皮搗取淨汁枯白凡三錢調成膏塗眼胞上勿令入目立消

一切風赤眼眼皮瘙癢赤爛久治不效

臘月猪油五錢先熬化漸入白蜜少許加入白臘三錢溶化入研

細輕粉一小冷定不時搽赤皮上

洗風毒赤眼翳膜　黄連　赤芍　歸尾各等分

煎水乘熱洗之日三五次

風淚眼每出則淚流盈頰　谷精草為君　枸杞　白蒺藜為佐

共為細末羊肝蒸熟搗和為丸不終劑而愈

風淚不止

爐甘石煅研水飛一小　海螵蛸五分　氷片廿許

共乳細點大眼眥角淚即收

爛弦風眼冷淚癢澀有虫　毋生姜一塊以銀簪捶入即拔出點眼眥角

洗眼

大紅棗七八十枚去核每個入皂凡少許於内縛住用陳米升半煮飯將棗放飯上蒸之約一時許棗熟收藏聽用　每次入滚湯大半盅取棗入湯泡化先閉眼用手指蘸抹五六回後開眼洗抹二十回一棗可留洗五六日每日頻温洗五六次但洗時稍痛却有奇功

洗火眼　白芷　桑白皮　同緑礬各四兩　皂凡八兩　紅棗去皮核生的四兩煮熟的六兩搗膏

右研細全棗膏和丸如龍眼核大每用一丸開水泡洗赤眼紅腫或痛或癢

當歸一不二下　白芍八下　杏仁或用薤仁　黃連各六下　同綠三下
共入銅鍋内煎一三滚入人乳一酒盃乘熱洗

火眼　川芎二不　猪牙皂三不　青黛一不
共乳極細末左眼患吹左鼻孔右眼患吹右鼻孔兩眼吹兩鼻孔

廣大重明湯　洗眼癢
防風　北細辛　甘草　龍胆草　菊花各等分
水煎乘熱洗

洗肝湯　暴赤眼腫痛服一二劑後服清火藥

當歸　赤芍　羌活　生地　防風各一錢　川芎
白芷各六分生大黃二錢　薄荷七分　水煎服

產婦月内眼痛
黃連研末水調搽足心或姜汁調白凡搽足心或入南星
四錢生大黃六錢研細以醋調稠左眼痛塗右足心右眼
痛塗左足心以口中有藥味為度

洗風大時眼　明凡　銅綠各三錢
研細用白菓肉烏梅肉杏仁各三十個研爛和丸如茨實大用紗袋包裹
線紮投滚水内泡出綠水青布洗眼

眼藥 蘆甘石傾銀罐内煅紅淬入童便内七次三𠀉 白硼砂 海螵蛸河水煮七次内外極淡為度各三𠀉

氷片三分 龍胆草二兩水洗淨入磁壺内水五盅煮至二盅濾過再熬成膏

用膏調匀搓如線香樣外以官粉為衣貯於鵞毛管内用时以骨簪蘸點

碧玉丹 治一切火眼垂痘風赤爛弦風拳毛倒睫淚溢難開

黄連 杏仁霜 秦皮 薄荷各一兩 銅青三𠀉

明凡一𠀉五分 川椒五分 官粉一𠀉

共研細末用烏梅肉五𠀉入井水少許浸爛加白菓肉三兩同搗如泥和

前藥末為丸龍眼核大每用一丸入凉水五六匙浸化任點洗

箍眼藥 治遠年近日諸般赤腫眼疾火眼

官粉四兩 同青三錢 白靈藥四錢 射香 冰片各三分

共研極細用黃柏歸尾各四兩水七碗煎至半碗去渣入廣膠三小化開入前藥做長條陰干用清水磨塗上下四圍三次待干洗去

蕤仁膏 治赤腫火眼爛弦風眼亞疼痛不忍一切等症

蕤仁去殼去皮去心去油取淨霜一兩六錢 硃砂 硼砂 黃丹各六錢 射香 冰片各七分

共研細用上好本地蜜入鍋內熬一滾去沫候溫入藥於乳鉢內共研成膏注磁罐內任用

大眼疼痛

生地黄不拘多少切薄片入火硝少許同白酒搗爛如泥丸如蛋大敷腦後枕骨風池處將帶子紮好片時即止

爛弦風眼門主論

秘笈云此症皆因脾胃壅熱兼受風溼更加勞役辛苦犯色衝風日積月纍外受風邪内伏積熱胞瞼之内變生風粟故上下眼弦潰爛赤痛淚出羞明用手拂拭不離無分四季宜勝風湯加姜蠶蟬退或消風散川芎 羌活 防風 陳皮 甘草 厚朴 藿香 荆芥 蟬蜕 白茯苓 先以碧玉丹洗之以琥珀散點之始可愈也

爛弦風眼門主方第一經驗方

淨皮硝　當歸　杏仁　銅青　川黄連各六分

右爲末井水小半盃浸隔紙洗

爛弦風眼

一婦患此用覆盆子葉旋採以手揉軟入口中咀嚼而留汁聚於小竹筒内外用舊皂紗蒙在患人眼上用筆画准斜於紗上然後將藥汁滴漬眼下弦轉眵間虫出紗外有虫數十條狀如絲色赤而長復用前法滴上弦又出虫數十條兼服消

風清熱活血之劑而愈

爛弦赤眼瘡風火眼百發百中

井水河水各半鑵皂凡八兩銅青二兩埋地中用時取水洗之日久者尤效

爛弦風眼及瘡風眼

杏仁三粒去皮尖研爛加同綠黄豆大一塊為末和勻用新青生絹包此二位井水一酒盃浸片時待水中有綠色不時洗眼一日數次數日後即好

風赤倒睫爛弦眼　五棓子不拘多少為末蜜水調敷

紅眼邊　蛔虫洗淨放磁盤内竹刀劈開取蛔虫腹内水點眼邊

又方　鳳仙花洗淨晾干搗乱臨卧敷眼胞上下不過数次即愈

洗方　盧甘石　川黃連各五分　銅綠三分　共打碎清水泡露一宿頻洗三日愈

爛弦迎風淚　川連　明凡　赤芍　同綠　防風　當歸各五分　煎湯洗

瘂風爛弦流淚　頭胎男子頭一次臍屎搽弦上

又方　防風　山梔　皮硝　枯凡　同綠各五分
用蠶繭五枚入藥在内仍用線縫好以井水大半碗浸之候水現黃綠色將碗重湯燉熱洗三五次永不發

又方 鉛粉二錢 銅綠一錢

水調濃塗碗內外用碗一個盛艾團燒着以有藥之碗蓋

上候艾燒盡將藥刮下每用新汲水調濃臨卧時以新筆點

塗弦上即愈

治殘風爛眼膏 愈陳久愈效

皮硝 朝腦 蘇薄荷葉不研 明凡各三錢

將卜荷疊數層於碗內前細末鋪上以小碗蓋之用麪糊口將碗置灰火

上升一炷香放地上冷透開看將碗內升藥刮下如前再升一再刮以黃色不用為度

加麝香冰片數厘審調成膏點或將此膏加芦甘石少許以人乳浸黃連取汁調點亦妙

拳毛倒睫門主論

李東垣曰倒睫拳毛由皮鬆弦緊故拳毛倒入内刺睛珠砂澁难開眼胞赤爛癢而兼痛乃脾經積热肝風合邪上壅所致陽火内盛致使上下眼皮内急外弛時常赤腫难開其睫毛皆倒向裏睛珠受刺漸生翳膜羞明砂澁生眵流淚初服無比蔓荆子湯人参 黄芪 甘草 當帰 黄連 柴胡 干葛 蔓荆子 防风 细辛 黄芪防風丸人参 黄芪 防风 干葛 细辛 黄芩 甘草 蔓荆子 煉容為丸每服二钱空心白湯送下 點八寶散琥珀散兼碧玉丹洗之如久病不能去用三灰膏點去拳毛後

退翳膜但此膏極猛點之必得法方妙若誤着睛珠必致傷損不可輕施慎之

眼毛倒睫門 主方

驗方 生木鱉子一個去殼研末絲綿果好左眼塞右鼻右眼塞左鼻孔兩夜其毛自分上下

又方 石斛川芎各等分研末口中含水隨左右眼吹鼻中日二次

秘方 捉大虱子擠血點之即愈

倒睫拳毛 無名異研末捲紙作撚油浸點燈吹滅以烟薰之睫毛自起

雀目眼又曰高風內障此症皆因臟腑热極氣血兩虧肝腎虛勞致使日夜不能見物先因肝虛雀目久則不覩三光謂之青盲不治之症也

煮肝方　治雀目眼神效

石决明一個火煆研細　黄臘二兩熔化　細末為丸用驢肝一葉或猪肝羊肝竹刀剖開將丸納肝內以線紮緊煮熟露一宿清晨起食

又方　石决明一個煆研　蒼朮一个焙研　猪肝一斤和藥末炒熟伏鍋上先薰眼然後食肝連服三次自效

大人小兒雀目　石决明煆　夜明砂洗各二不

研细用犍猪肝一兩羊肝更好竹刀剖開入藥線縛入砂鍋内米泔
水煮熟卧臨肝汁並服

四物補肝湯

當歸　夏枯草各一下　熟地　白芍　香附各八下
川芎七下　甘草二分　白水煎食遠服

猪肝散　犍猪肝尖七個　蒼朮三下
米泔水浸清晨至晚入罐内煮至水干為度
露一宿空心服三四次即愈

秘方　治暴竹熱錫湯火傷目珠痛不可忍者
爐甘石煅一下　冰片三分
研细點上立刻止痛

風絲入目驗方　木梳垢為小丸放眼角邊其絲即出
又方　石菖蒲搥碎左目塞右鼻右目塞左鼻百發百中
又方　鮮姜汁少許點眼内飛絲自隨淚滚出腫即消
又方　桑樹漿點之即出
驗方　凡砂塵入目連但閉目連吐唾噦幾口自出
又方　取活蠅螂一枚持其脊於眼上影之即出
諸物入目　淨水磨京墨以筋頭點入目中即出
烟渣入目門主方

驗方　凡小兒好吃烟者誤犯如將別湯洗目愈洗愈疼必至眼瞎而後止須將乱頭髮或綜纓緩緩揉之即愈

麥芒入目門主方

驗方　大麥煎湯洗之即出

目部望色辨症法

目赤唇焦舌黑者屬陽毒　目裏黄色暗者屬濕毒

目黄兼小便利大便黑小腹滿痛屬畜血　目眩者將欲衄血

目白睛黄不渴脉沉細者屬陰黄　兩眥黄者病欲愈

開目見人者屬陽　閉目不欲見人者屬陰

七、臨證各科

（六）喉科

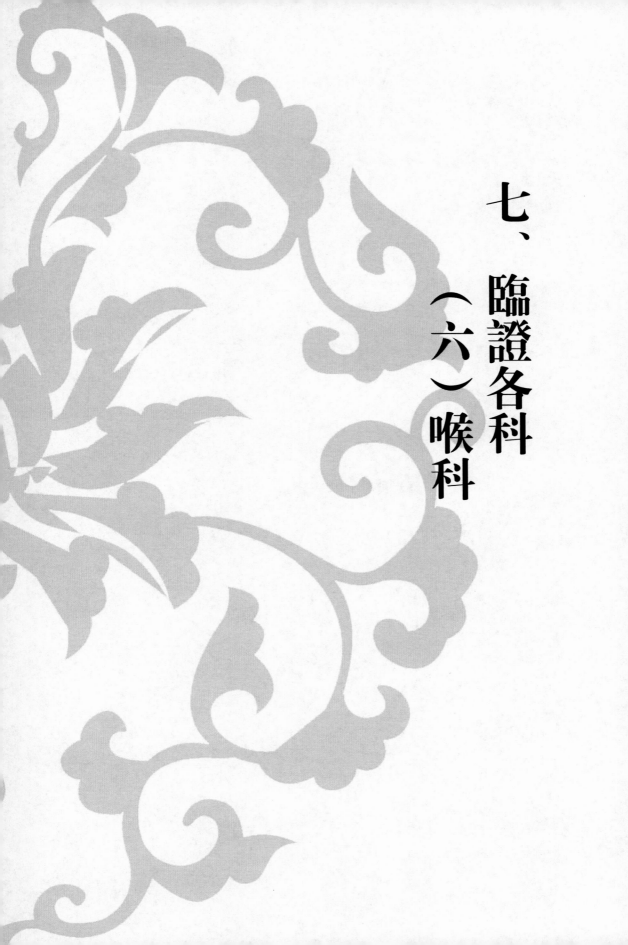

竇氏喉科不分卷

〔清〕仲雅氏輯訂

清嘉慶二十一年（一八一六）抄本

竇氏喉科不分卷

本書爲中醫喉科專著。作者生平不詳。該書是作者在清人邵鳳池（字竹泉）手録《尤氏喉科》的基礎上增訂諸家喉科經驗而成的。全書收録各種常用方、單方、秘傳方共計二百八十餘首，内容主要來源於宋代竇傑（字子聲、漢卿）撰、明代竇夢麟續增《瘡瘍經驗全書》之喉科部分，以及《醫宗金鑒》《東醫寶鑒》之『喉舌口齒門』中方藥。此書虽題作『竇氏喉科』，但并非僅收録竇氏一家之論述。

竇氏喉科 一

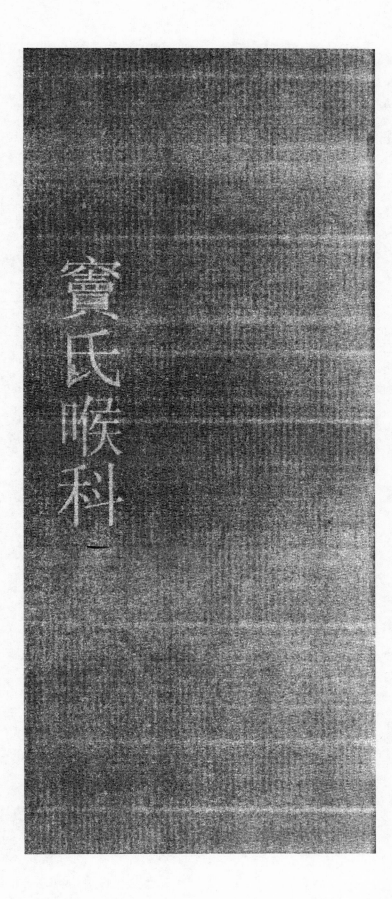

咽喉為一身之主飲食所入呼吸所通居上流之衝當扼要之地胡可令其受病哉然而六氣之所淫七情之所傷炙煿辛辣厚味醇酒之所薰蒸其致病也苟非能忍嗜慾節飲食使形體充而外感無由入精神固而內傷無自起奚以防患于未然乎及病之既起急者瞬息殞命緩者苦累終身虛實莫辨藥石妄

投其爲禍也大矣余自甲戌夏忽患喉痧初則甚重繼則時發時止多方調治數月依然諸醫皆猜寒猜熱論實論虛終無一中其病者明年夏舉發益甚時有友人贈以喉科紫珍集披閲之下不勝欣幸因思世之治此痧者不乏專門名家惟所聞尤楊二氏其臨痧之法論病之源洵稱詳備第尤氏書雖已梓行

而有異同岐錯楊氏則僅抄本尤罕構且傳寫多譌訛余乃徧求善本悉心校訂年餘始竣其時適又得邵竹泉先生手集喉科書仍其原序彙而錄之復以醫宗金鑑東醫寶鑑諸書中喉舌門及採取別本經驗方法附後遂發愿照方修製施送孰知是念方舉而夙恙漸瘥如響之應何捷如之用錄其書以公諸

同好爰誌數語于簡端願覽是書者如方脩合施濟世人不特利人有功即利己之效所獲甚多尤願保身者先事預防恒競競於忍嗜慾節飲食勿遘患而試此良方是尤余之志也夫

嘉慶二十一年歲在丙子長至日仲雅氏識

竇氏喉科

呼者因陽出吸者隨陰入呼吸之間肺經主之喉嚨已下言六臟爲手足之陰咽門已下言六腑爲手足之陽蓋諸臟屬陰爲裏諸腑屬陽爲表以臟者藏也藏諸神流通也腑者府庫主出納水穀糟粕轉輸之謂也自喉嚨已下六臟喉應天氣乃肺之系也以肺屬金乾爲天乾金也故天氣之道其中空長可以通氣息但喉嚨與咽並行其寔兩異而人多惑之蓋喉嚨爲息道咽中下水穀其喉下接肺之氣一云喉中三竅者非果喉中具三竅則水穀與氣各從一竅而俱下肺中肺下無竅何由傳送水穀入於下焦。

黄帝書云肺爲諸臟之華盖藏真高之氣於肺經也故清陽出上竅濁陰出下竅若世人不知保養風寒暑濕燥熱六氣喜怒憂思悲恐驚之七情役冒非理百病生焉病瘍既成須尋所自若喉痹乳蛾纏喉風喉瘡喉閉風毒熱毒等症當刺則刺不可亂醫當吐則吐不可妄治此等症係性命之根本生死立見不識其標本而攻之失其法則禍不旋踵矣

丹溪云咽喉者一身總要與胃相接呼吸之所從出若胸膈蘊積熱毒致生風痰壅滯不散發而爲咽喉之病喉内生瘡或狀如肉赤肉爲腫窒塞不通吐咽不下甚則生出重舌大法先去風痰以通咽膈然後解其熱毒遲則有不救之患又有熱毒衝于上腭而生瘡謂之懸癰及腑寒亦能令

人咽閉吞吐不利宜用解施法或曰治法祇火微甚微則正治甚則反治探痰出血隨所施治或于手大指少商穴出血行氣衝達于外者必外敷以藥予嘗以鵝翎蘸米醋攪喉中摘去痰涎蓋酸能收痰又能消積血乳鵝而不散者以小刀就鵝上出血皆用馬牙硝吹點咽喉以退火邪服射干青黛甘草桔梗黄芩山梔大黄白礬牛蒡子之類隨症佐利為方以散上焦之熱外所付藥如生地土龍肝韭根皆可用若咽喉生瘡或白或赤者多血大率多是痰熱先以桐油吐之後用甘草湯解桐油之氣

咽喉一科昔先太師公立論於前後予豈敢復言乎猶坐細思又不容已也咽喉之症司性命出納氣飲之所係為至重然飲食精氣之要路肺與

大腸表裏之別臟腑上通咽喉下由大腸出入之門户肺為華蓋發蔭五臟生死之玄門也入穀則昌絕穀則亡朝生暮死暮生朝死須臾之間變症不一惟肺主金〻主氣而生津液灌溉一身流潤百骸金能生水生〻不已循環無端順則五臟華敷百關通暢此所謂養身之道也陽明燥金以致火剋而生痰矣咽喉之症從熱而係乎太陽之標故推而治之可以解熱除毒祛風順氣則自然平金也丹溪先生以米醋攪口中以出痰酸以收之〻義也愚見以為太酸則燥先用黄虀汁加玄明粉少許灌喉中以吊其痰次用酸水仍前加玄明粉灌之后用鹽湯潤之漸之漸〻探吐其痰則咽喉開利矣復以冰片散滋之無有不効若纏喉風用前三味不

能探吐其痰宜用生桐油灌之翎攪之再用蜜湯潤之急服牛黃清心
丸或豁痰丸以墜其痰旋以二陳湯加減服之無不愈者若喉中發出如
雷聲食眼張天柱倒陷面黑唇焦鼻無氣息目睛突出如珠盧扁復出不
能生矣然既患咽喉口舌之症延及頸項頭面發腫紅如火光藥不能療
急用磁鋒砭去惡血用雞子清調乳香末潤之立瘥再用芭蕉根汁潤之
以解其毒若口舌腫大紫黑急用針點去血隨吹藥末甚效予久以此法
行之頗活衆多故以此理論而發明之再俟高明校裁勿罪汙謬幸甚
錫山裔孫夢麟識

或蓮花重舌者其蘊熱乘風而發心火炎上之義

或病人瘥後口中與腹中絞痛者皆熱毒積于脾家急用蘇子降氣湯

或病人瘥後喉中乾痛者皆腎水枯涸心火衝上耗散津液先用麥門冬

五味人參杏仁天門冬甘草天花粉生地當歸桔梗山梔仁之類噙以

便清丸用甘草薄荷杏仁玄參吉更砂仁煉蜜丸

或病人瘥後氣短及聲不出者皆肺氣不行降氣湯多加前胡臨服加姜

汁以佐之若病後聲啞不言此乃肺經受刑百無一生

或風熱喉閉內外俱腫者謂其人久積熱毒因而感風風熱相搏發出外

來則壅喉間其人面赤腮腫身發寒熱喉中有塊如拳外血鮮紅先用

玉字藥蜜調點之次用荊防消毒飲加減治之

或牙關緊強不得開者此皆風痰相搏壅塞咽喉先用木針排開或黄虀菜汁或温齏湯或醋水俱下玄明粉灌喉再用鵞翎攪之吐出痰涎幾碗外用五倍子末醋調敷之急服荆防二陳湯吹冰片散

或喉中有瘡其色帶黄擦痰同前用小刀點瘡上出膿後即吹冰片散宜用服鼠粘子解毒湯

或風熱喉閉其因皆由病人久積熱毒因而感風風熱相搏故作發外治法同前

或虚陽上攻由於久病元氣虚弱邪火上行咽喉腫痛上下不升降水火不既濟心火衝喉故腫痛而閉塞其形若何語聲不出牙關緊急痰涎

滿口手足厥冷頭目昏眩者是也治法如前

或厥重不省人事目張直視可用茱萸研爛醋調塗脚心然後用降氣湯治之氣喘加前胡烏藥氣短加沉香人參待手足溫飲薄粥以斂元氣入穀則昌絶穀則亡此之謂也

或腮頷浮腫外面赤者此必感於風毒急用蘇葉楓柏枝煎湯洗之外用荆防羌治湯以祛其風或十宣散

或病人手足厥冷口唇搖動者宜用小續命湯姜枣煎熱服

或病傳右畔者餘毒未除急服牛蒡子湯降氣加減治之

或舌上有白胎結硬必作木舌用前法治之

或舌下生小舌名重舌況舌乃心之苗心火炎上故生之用小刀點紫黑處吹冰片散服甘桔湯加山梔仁建麯之屬

或病後夜間不得睡津液少者杏蘇膏或人參酸棗仁湯治之

或虛陽上攻上下不升降水火不既濟腰冷不知痛癢痰多唇黑者不治

或前証口中紅活吐得血又有痰涎息不清者不治

或前証手足冷者聲音不響喉中無腫乾痛者不治

或前証手足冷不能自収頸低不能自舉眼昏暗者不治

或舌捲大不得吞嚥皆由熱毒衝上急用紫雪加腦射摻舌上再用冰片散吹之

或咽喉有腫復生重舌此兩経受病倶有邪也心邪發于舌下胃邪出於喉嚨蓋因喉間之邪觸起于心経之邪則其病倶發外症頭疼項強身發潮熱者是也探痰法同前再用紫雪冰片散等治之

或舌症白胎堅硬藥味不得入者揩拭潔浄用竹片刮舌然後用藥

或熱毒攻于舌則舌生瘡客風吹乾津液則舌硬也王叔和云三部倶数心家熱舌上生瘡唇破裂治法同前

或上腭生瘡其因乃上焦積熱脾之氣行也然上腭属脾故脾経受熱則上腭生瘡也務須服清上腑去風痰之劑

或喉嚨有腫兼舌上生瘡此心経受熱也邪熱存心日久則為喉閉餘毒

于心則舌生瘡也須用冰片散玄參升麻湯加減治之其形如楊梅故
謂之重腭
或酒毒喉閉酒毒蒸于心脾二經則壅咽喉其人面赤兩目睛上視者是
也取瘦法如前再用冰片散吹之清涼散飲之
或口中卒然有腫轉脹轉大此名飛瘍也漸至殺人用小刀點出血亂粘
于解毒加紅花牡丹皮瀉心腹脹滿者難生
大凡男婦治法一般惟女人喉中有懸面色紅者此月經不調也經不能
行則壅塞于上故咽喉痛也蓋由榮衛不和但男子以氣為主女人以
血為主男婦各隨其氣血之分調治宜調榮湯可也如病勢重其色微

白脚冷者此虚陽上攻宜服降氣湯探痰吹葯同前婦人有孕心頭痛
者不治
或牙關緊强不得開心頭悶亂氣絶者可用皂角末吹喉中
或婦人産前咽喉痛而脉浮者不治
面赤而目睛上視者不治　面黑頭汗出者不治　心胸緊滿吐痰不
出者勿治　自利不治　氣促四肢厥冷勿治　心中怔忡胸前紅甚
舌捲面赤目上視者不治　血氣攻心欲絶面紅勿治　自利喘不治
手足厥冷不治　潮熱往来時發譫語不治　胸腹脹急不治　喉中
或雷聲或搶食不治

或婦人傷寒身發潮熱咽痛者此經行上也活人書云婦人傷寒經水適來晝則明了夜則譫語如見鬼神狀此乃熱入血室無犯胃氣及上二焦不可下也小柴胡湯主之今咽喉痛而潮熱往來面赤唇紅者此熱邪上壅也不用小柴胡湯宜用竹葉石膏湯清上膈除心煩所以爲妙次用四物湯

或傷寒病四五日發熱鼻乾口燥咽喉者陽明自病也陽明屬胃汗多則胃汁乾故津液不能潮咽而乾痛也宜用人參敗毒散主之

或傷寒三五日咽喉中有腫其色鮮紅瘦涎自出頭痛項強須知屬太陽經邪氣入於經絡觸動心間但積熱之毒攻咽則咽喉腫痛甘桔湯内

加旁子玄參生連之味吹藥同前

或傷寒八九日已上身無潮熱腹痛自利而咽喉痛者此太陽經受病也陽受得汗已不鮮轉入太陰腹滿時痛自利而咽喉腫痛其色微白此症可治如手足厥冷自利不止者用真武湯主之所謂真武者能補下元助陽正氣以手足和煖爲妙經云但要口中紅活有度可治宜隨症加減用藥若口中黑則血已枯乾聲啞目上視汗出者不能治矣切宜仔細看症

或傷寒八九日已上得汗已不散喉嚨痛舌乾唇燥者此少陽經自病也太陰經受病得汗後未鮮傳入少陰經少陰屬腎汗多則腎汗乾其腎

水不能潮潤咽喉故其病也如自利腹中痛手足厥冷咽中腫痛不可吞嚥如無涎唾及舌上乾者不治

或病八八九日已上身微温無他症但喉中痛而無腫聲啞者不治

或傷寒十餘日已上得汗已病解無潮熱脉平静而咽喉痛者此餘毒上攻也宜用粘子解毒湯

或陰毒傷寒身体重背強眼痛不堪任小腹急痛口青黑毒氣冲心四肢厥冷惡心吐逆咽喉不利脉沉細若能速灸臍輪下六日之內全愈否則難生

若傷寒十餘日已上病後煩渴咽喉痛舌捲而卵縮者不治

若十餘日已上病不解傳變咽喉痛外症脣青舌捲者此病屬厥陰經受病也難治

咽喉亁痛無痰不治　咽喉痛而唇捲不治　咽喉痛而頭汗出不治

口中黑者難治　鼻中塞者不治

或口中亁夜間潮熱不得睡卧時發譫語舉足妄動者用十味人參散主之

一地松汁亦妙　一穀精艸碾末吹之　一小青艸汁亦妙　一雄黃玄明粉白礬為末吹之吐痰

杏酥膏

甘草三錢　硃砂二錢　桔梗二錢　月石一錢　射香少許　白芍二錢
杏仁三錢　為末蜜丸噙化

十味人參散
人參　茯苓　甘草　當歸　桔梗　紫蘇　羌活　黄芩　花粉
白附子　加姜棗煎

喉科秘本

嘗聞咽以納食喉以納氣氣與食出入之門最為緊要飲食不下則死此五臟六腑之積熱也腫則不能食乾則不能嚥亦因食啖辛熱炙煿動風動火之物所致症出多端形癥各異大要總歸于火生死反掌與雜症不同不容少懈蓋咽者通利水穀胃氣之道路喉者其中空虛通氣息呼吸乃肺氣之流通故咽喉並行其實有異若臟熱則喉腫氣塞不通如有物梗痛多涎在胸膈之間蘊積熱毒以致風痰壅滯不散而發或咽內生瘡壯如肉臠為腫為痛窒塞不吐又嚥不下甚則重舌攻於上腭生癰為之懸癰及臟腑充實肺氣壅滯風邪熱毒積畜於內傳於經絡攻於上焦氣

滯痞塞不通亦能令咽喉腫脹其症有虛有寔有風有熱有氣有痰有血不順攻上而成痰者治症之法猶宜先退風痰次通咽膈然後解其熱凡咽喉痛遽投寒藥悞用刀針枉喪命者多矣須審察其虛寔用藥施治攻其内吹藥施於始末調理有方百發百中若識症未的切勿猛狠不可輕易下藥如前未服別藥用白藥吹之後用紅藥妝口或吹或燻洗掃痰涎開關吹數水藥或針出血其法悉詳於後煎藥先須發表次用順氣後用涼藥繼之調理虛甚者則不可利痰用涼藥正宜清豁大抵内攻出為上策次則去血攪痰然熱重合先去内熱仍用犀角湯攔定風熱歸上若或不熱恐一利之間病下胸膈得入心肺變症多端毋輕忽焉

咽喉者有重舌木舌硬舌之殊有單蛾雙蛾連珠蝌之異況詐腮搭腮形所不同纏喉松子瘡亦各别原其始也多因飲食破喉或熱毒冲心或感穢毒或染邪氣傷生冷食炙煿卧衾太厚房色過多或病後餘毒未盡或胃感寒邪未分暑氣飲燒酒服熱藥失飢傷飽上塞下虛皆能使然甚致阻膈飲食閉塞聲啞面赤舌黑氣喘痰鳴得病須臾傾刻莫救患者隱諱不以盡告醫者不察悞用刀針以虛為實以實作虛夭折不無矣必當観形詳辨察脉細參隨症施治無不取効

舌處於唇齒之間肝心脾列於五臟之首領雖上下懸絕其實脉絡貫通脾之脉絡繫于舌傍心之脉絡繫于舌根凡為三經一為濕熱中風則舌

卷縮或舒長或強木不動轉動吐嚥不下速於致郵烈於寇賊針而葯之
則傾危之疾可能起也
喉痺者喉中呼吸不通言語不出而天氣閉塞云喉痛嗌痛者為咽喉不
能納唾與食而地氣閉塞也喉痺咽嗌痛者為咽喉俱病天地之氣並閉
塞也蓋病喉痹必兼咽嗌痛病咽嗌痛未必兼喉痺也今以咽喉俱病諸
方並入喉痺門中其喉痺惡寒者為表症宜甘桔湯半夏桂枝甘艸湯併
寒熱發散之若水漿不得入口者解毒雄珠四五粒以及酸醋磨化灌入
口內吐出膿痰即服之間以姜汁一蜆殼噙嚥之神效喉痺惡寒為表症
皆是外寒內熱寒閉於外熱欝於內以姜汁散其外寒則內熱伸而愈矣

切忌胆礬酸寒之藥点喉反使其陽鬱結不伸又忌硝黄之劑之下之致使其陽下陥則禍不旋踵又韓祇和云寸脉力小於關尺者宜濟陰助陽又東垣云兩寸脉不足為陽氣不足故用表藥升提其氣以助陽也或尺部俱細小弱亦可用其法也鄉村率相似者屬天行運氣之邪治法必先表散之大忌酸寒藥点之及寒藥下之致邪鬱於內不得出也此為傷寒亢热咽喉支暑至民病咽喉者以仲景桔梗湯若面赤發班者屬陽毒諸方汗之若濕热所勝嗌腫喉痺者以仲景滑石半夏桂枝甘草湯治之若面青黑者屬陰毒宜陰毒諸方汗之咽痛有陰氣太虛陽氣飛越痰結在上遂成咽痛脉必浮大重取必濇去死為近宜補陰陽人參一味濃煎細細

呷之此症勞嗽日久者有之如悮認定喉痺治之殺人甚速亦有虛火游行無制客於咽喉用人參蠶炙黄柏荆芥治之世俗病咽喉者卒請喉科施治而統以咽喉治之不辨陰陽則悮甚矣故歷考諸書有真喉痹者有因寒氣抑鬱熱而不伸者有傷寒少陰脉陰陽俱緊瀉亡陽而喉痛者有陽毒而喉痛者有陰毒而咽喉不利者有天行時疫而咽痛者有患久勞咳嗽血虛火冲上膈而起咽瘡声嘶作痛者此數端各有不同其治療之法當問其因驗察其症候則與各門求之庶不能差悮矣今患者不擇名醫而專門求治每見庸醫徃徃不知患之輕重或蹈祖之遺方或執方以求治或自採藥服之又不明性之寒熱使藥毒伏于胸膈之間不能得散遂

致不救不尋本源但求詭遇設有一二而膠柱鼓瑟苟得膺則以訛傳訛
遂使學者迷失道途豈不惜哉
喉痺乃陰陽經絡火鬱而成妙于和之砭針內經曰一陰一陽結謂之喉
痺王僕曰一陰者何少陰君火心主之脉氣也一陽者何少陽相火三焦
之脉氣也二脉絡於喉氣熱則內結結甚則腫腫甚則痺痺甚不通則死
矣推十二經惟足太陽別下項其餘皆湊於喉嚨然內經何獨言一陰一
陽結為喉痺蓋君相二火獨勝則熱結上絡故痛且速也予謂一言而可
知者火是也故主經中言嗌乾嗌痛咽腫頷腫木舌皆君火為之也君火
者心火也相火者水中之火也君火焚木其勢緩相火焚木其勢急內經

之言喉痺則咽與舌其兩間耳故子和曰咽與喉會厭與舌此四者同在一門而其用各異喉以納氣〻通五臟咽以進食為六腑之源會厭以管乎其上以司出納其食不下而死四者有病總歸于火〻氣上行兩傍近外作腫為乳蛾有單雙二名如喉之兩傍近外作腫疼痛極大遍連耳珠下麻木痒痺不進水食者暴發暴死此症十無一生其微者可針而灸之以辛散之如薄荷烏荳萎虫白礬朴硝銅綠之類至于走馬喉痺何待此乎生死在反掌之間其最不悞人者無如針砭出血則病易矣今之醫者多當委曲旁求而致瞬息喪命凡用針有針瘡宜擣出血以紅藥調熱湯時〻呷之則創口易合銅人中亦有灸法然痛者可用之速恐遲則殺人

矣故曰喉痺之火與救火同不容少待謂發汗消毒之說咽喉中豈有發汗之一端哉葯不動臟腑而沙于出血然雖出血為妙亦當視症詳細然後刺之若亂攻亂刺悞人性命

咽喉者百骸之總也咽通地喉通天有病而不早治喪命日夕有五不治發在下廷名陰喉不治面如姜黃此脾絕不治鎖喉者不治有蛾無乳有乳無蛾皆不治此數症坐以待斃而已

乳蛾之症號喉風　急用金針妙穴攻　若是遲延人不救
少商出血即收功

咽喉閉塞不能通　照海分明在足中　更向支溝來瀉動

方知妙訣有奇功

喉內生風莫可遲　胸中氣急主傾危　心如刀刺將離別
大熱痰冲魂魄飛　目直口張爲惡候　敢云生死報君知
喉科自是真秘訣　盧扁生時無法醫

喉蛾有男雄女雌生於喉中鮮紅如血或單或雙〻垂如蚕蛾若曰蛾治法用白藥吹之吐痰將盡用針刺出血葱湯漱口即用紅藥收功或面紅唇黑目不動者虛陽症也須要斟酌不可用凉藥如慢吹慢服則難治矣未有動刀針慢用凉藥者尤可治之宜灸氣海不可灸三里若面青唇紅爲大熱症宜灸三里穴眼不停顧面圓乃風重之症宜合谷穴

青屬肝應散血　黄屬脾可消食　赤屬心宜順氣
黑屬腎當用補　白屬肺合化痰
雙乳蛾風生咽喉帝中兩邊三花相對其形起尖似蓮花吐痰後用藥燻
之破形如脂面仍用吐痰只用藥燻之針炙頰車曲池合谷少商如連串
帝中先用開門散待消用吹丹若痰急當炙頰車是穴性冷者可炙性熱
切用
單乳蛾風帝中一邊生左屬心右屬肺用葯針炙與雙蛾同
蓮花風舌下生出五六尖形似蓮花用破皮針〻兩邊中間不可針宜燻
針後用白葯點患處爛口不收用紅藥重舌形痰用葯針法與此同

硯舌〻上浮腫或紅或黑圓而腫硬如硯此屬心經用掃痰藥將鵝毛蘸入喉攪出痰涎用白藥吹宜服凉膈散加黄芩生地石蓮梔子大力

木舌形似煮熟豬舌一樣白色不能轉動此屬肝經治法同前宜用吹藥蜜調塗舌上煎藥加柴胡胆草射干赤小豆

吊舌其舌不動牙肉相連呵吹作痛此屬肺經治法同前宜用開關散煎藥加麥冬薄荷元參

重舌〻下又生一舌此屬心肺二經治法一鹽漱二宣毒三咬藥用針刺破重舌下兩邊血根中間不可針候血盡將水漱三五口却用咬藥搽之儘針儘搽有悪肉爛盡用紅藥收口初起形似雞冠先用開關散久則如

猪泡用三稜針丶舌根下有青筋二条針破以吹丹放針口時用開關散
重腭喉風上腭一邊紅腫左屬心右屬肺用白藥吐痰針少商合谷口眼耳鼻中出膿血者此因日久病入七竅可爲难治之症
纏喉風咽喉滿塞四畔皆腫用白藥吐痰多日難治丶法與雙蛾同
單纏喉風喉間一邊紅腫多日難治與單蛾同治
雙松子風生喉間粟米樣瘡色紅黄遂時長大如松子生黄皮裹着或失聲者用白藥吐痰宜燻針治法與雙蛾仝
單松子風喉門一邊生粟米大形似前症治法亦仝
爆骨樓牙風初起牙齦紅腫痛不可忍用針後宜燻日久自破見骨難治

雙嚥口風舌根兩邊生瘡腫脹不能吞嚥用白藥吐痰宜燻用破針〻舌根上兩邊中間不可針

單嚥口風但生一邊治法仝前

魚口風上唇生瘡一二枚紅腫不可針〻之作渾身潮熱骨節疼痛必死其瘡極痒成水泡不可挑碎泡生在中者難治有名唇發亦不可針又有唇生一小白紅瘡乾燥常用舌舐其上宜下針又有唇上極腫痛徹骨不可忍者可針又有不浮腫只口眼喎斜宜針頰車

魚鱗風咽喉腌下生紅黃瘡似松子風樣深起鱗甲向下生此症十無一生

斗底風生咽喉腌下連胸前紅腫初起得水者可治如病極重茶水不得

下遍身疼痛氣息滿促眼不見胸前難治急用針：胸前青筋處用白葯吐瘦吐痰後不退用燋痛處燋則不退者死

帝中風帝中腫難吞嚥用白藥吐瘦針少商合谷切不可針帝中針則不治黑爛亦不治

落架風因酒後大笑或呵欠大開口致下牙匡失落不合上架是上寔下虛氣血衰弱筋骨不運一二日易治久則難治用手法撥回方用補氣血葯不然恐其再患痊後仍忌大笑

詐腮生兩腮或右或左腫於兩鬓起爆殼皰子內無外有似腮非腮故名詐腮治法用敷藥內服消風清火解毒利瘦之劑

穿頰風兩頰腮生腑毒或左或右初生一二枚逐漸生多數至八九透入口內難治用白藥水調搽宜燻之

合架風耳下生核紅腫作疼牙關緊閉用敷藥燻藥針頰車仍再針腫處

雙搭頰風頰一邊浮腫赤痛或左或右用敷藥如成個者用針出膿血搭腮臉紅赤如紅李樣故名為搭腮

角架風牙關痠頭赤腫緊閉不能吞嚥有痰不可針無則針針腫處用白藥吐痰及燻之

粟房風滿面生紅黃瘡如粟米大日久潰爛用洗藥合成大泡者用針針之令針口向下出膿水

瘰癧風頸項生核用破皮針出血氣宜敷藥服藥
内外搜牙風牙床腫痛日夜作燒生瘡者先用白藥搽上後用爐藥
乘枕風腦枕紅腫成瘡毒發料名下枕發用破皮針針之
掩頸風頸上生瘡浮腫紅赤或左或右針患處及用敷藥
驢嘴風生紅瘡圍口邊時腫起如驢唇嘴大喉中不痛宜針頰車吹白藥
痊痹風牙床浮腫白爛出血不可針爛下喉間若針破不治落盡面肉方
死用白藥吹因下部虛合補其症有二外痊痹則善内痊痹則惡多傷人
魚腮風兩腮赤腫可針可爐針去血氣
咽喉搶風咽喉生瘡或腫或紅或白日久滿口俱生用白藥搽患處針刺

商谷

牙癰或上下牙床生腫脹針去膿血以白藥搽

喉風咽喉外大節上生出一癰毒以藥敷之有膿即針去其膿

搶食風因飲食中得上腭生血泡或生喉間或舌左右頃刻脹塞不能吞嚥速用針破出惡血吐去不可吞下用白湯漱口吹白藥去毒紅藥収功

肥珠子風兩耳浮腫生核或一邊耳生用角藥破皮針針之

凡喉症用葱十數根去鬚尾搗爛煎湯去渣令患人頻漱二三次以開氣路方可吹藥下針

凡有病且莫入房速令將葱搗爛白滚湯泡熟病人漱四五次方有使時

氣不染以避惡氣或者病勢重藥力難以取効針少商穴以洩其毒便用藥吹若針少商血化者不治病重者口目緊閉而血未化者令患家速燒炭火一爐扶病人坐炙良久須臾眼淚雙流口眼開動用白藥吹入患處吐出痰涎若不牽絲者不治

凡咽喉不論虛實風熱寒氣皆用白藥吹三四筒後吐痰將近鮮時即用紅藥吹之以收其功如有腫處轉黃色乃死血未成膿之故宜用刀割破仍用紅藥收功如火毒不盡瘡口難收功者紅藥加冰片五厘研勻則藥粘患處而瘡口即收矣

凡三十六症皆用白藥取効內不下涼藥冰片恐凝滯痰血故也後用紅

藥收功三十六症凡後收斂必加涼藥易收功也

凡面色青白無血者虛也赤紫黃者寔也脉大浮滑数有力者實也細小沉微重按無力者虛也

凡喉症須看項下起紅系筋脉者盧扁不能治也

凡喉中瘡用咬藥者破後用紅藥收口搽藥後而極熱者搽患處能却疫

凡用下藥大不可太早恐有表症未罷在三四日宜審而用之

凡咽痛不見乳蛾先用開閉散待病熱息却用吹藥患者開口一息傳醫者方可對口看視再用油紙一條與患者口內以隔其毒氣不然恐其纏染醫者須要納食方可視症吹藥先令患者葱湯漱一二次

凡症初起耳内痛是傳變喉風左傳左右傳右内用吹丹開關散外用牙角為末炒熱絹布包摩揩耳下初服表藥後服去風消毒葯

防風　荆芥　天虫　薄荷　貝母　連翹　蝉退　白附子　赤小豆

凡症初起在牙根相關處用光塩梅肉上白藥在牙根此症為傳搭腮左傳左腫右傳右腫〻出一大塊用煎藥噙消

赤小豆　花粉　鬱金　姜蚕　露蜂房　細辛　羗活　白芷　朴硝

水煎噙漱良久連涎吐出或帶血藥来即消初服表藥後服消風去腫葯

防風　防已　荆芥　天麻　薄荷　全蝎　連翹　羗活　白附子

商陸　貝母　加姜一片

陰陽散

南星五錢 射干一錢 為末醋調敷搭腮

又方

文仁五錢 赤芍二錢 花粉五錢 為末茶調敷

凡咽喉愈後喉中辣痛亦用前三味藥敷如勢不消用三虎散

南星 肉桂 川烏各五錢 為末麵和熱酒調敷如項不穿用獨虎散

獨虎散

砒一味不拘多少為末畧刺患處將砒末放在針口外用膏貼之俟有膿出即去貼膏煎甘艸湯洗換膏藥拔毒盡上生肌散

生肌散

赤石脂煅一錢　龍骨煅二錢　乳香　末藥　雄黃　血竭各一錢　共爲末

攙口外用膏药貼之如久後患上四邊腫硬瘡口突出小肉如脂亭一般用三虎散灑上如仍硬不消用艾灸一壯用獨虎散亦如前法貼之三日後化作黃水出再用甘草湯每日洗淨用生肌散放患處内服药歸甘桔貝母湯水煎服

凡小兒口内生白点名曰鵞口用茶絞淨吹丹药

凡小兒口内臭爛名曰疳用苦參甘艸煎湯將青布蘸濕絞去腐肉吹丹藥

凡牙關閉合用開關散吹其臭内候牙齒鬆再吹藥仍用服藥

凡喉癰頰下即如松子風喉如蚕袋一般初吹開門散令病人嗒嚥津可津可吞下吐出痰涎病人口内臭氣出外即有膿此當消風解毒

凡水藥不能進

牙皂　姜虫　貝母　橘紅　桔梗　枳實　青黛　射干

凡乳蛾喉用涼藥冰血結核瘦不消用芎歸桔梗湯仍將梅肉点開門散於蛾上脱一層皮方好

凡牙腫在牙肉不腫一塊治與膀腮同散藥不同如或腐爛用收功散搽

收功散

黄柏五錢　硼砂三分　牙硝三分　兒茶　雄黄　硃砂　白蠟各一錢

為末搽爛處

凡内傷病火冲上隔用收功散將乳調搽服清金降火湯

黄芩　貝母　黄連　麥冬　黄柏　知母　梔子　甘草　玄參

花粉　連翹　桔梗　青黛　大力　石蓮　如不効倍加甘桔並加

坑廁中蛆用水漂極净入藥同煎此方中俱係寒凉之藥是火者宜之

若誤以治内傷火冲上隔恐真元虚憊不能制伏以致火浮游上冲或

起咽瘡作痛輒用寒凉然火遇水則愈熖寧無增害而夭折者乎

凡婦人咽喉尋常仝男子治法胎前然常性冷性熱施治若有孕不可輕

用犯胎之藥而產後多虛當禁寒凉惟宜甘吉湯主之
凡痘疹咽痛未出用升麻桔更湯
升麻　甘艸　桔梗　干葛　白芍
凡疹麻未出者咽痛宜服升麻桔梗湯已出者服連翹草桔湯如連日作渴及麻色白者此為虛寒當而用之
凡痘疹未將出咽痛發狂唇破眼赤者不治且用後方服而甦醒者可治
黃連　大黃　黃柏　大力　黃芩　連翹　梔子　管仲　射干
白藥
蘘荷根焙去骨一　牙皂洗八分　水膽礬五分　北細辛五分　白附子生用一個

薄荷葉八分 真射三厘 共為細末吹之凡喉癥初起切不可用冰片後收口藥方可用之

紅藥

鏤荷根一錢涼傘樹去骨 細辛一錢 牙皂一錢 桔梗三分 牙硝五分 雄黃八分
熊胆三厘 獐腦一分 薄荷葉八分 射五厘 月石一錢 血竭五分 冰片五厘
胆礬五厘 共研極細磁瓶貯之緊蓋勿令走氣

敷藥

半夏八分 南星 大黃 草烏 白芍 白芨各一兩 共為細末將芙蓉葉二兩搗如泥和藥乾加醋調敷之如無芙蓉葉夜合艸代之

掃疫藥

青黛一錢 白芍五分 朴硝一錢 白礬八分 牙皂一錢 共為末將雞毛蘸入喉中攪疫涎

開關散

硼砂 姜虫 牙皂 良姜各一錢 黃丹五分 牙硝一分 射香五厘

共為末每用少許吹鼻中即開孕婦勿用

開門散

製硝二分 雄黃五分 射香五厘 硼砂枯五厘 枯礬果帶生色 冰片五厘

熊胆一分五厘 其法春夏窨慰秋冬蒸過孕婦不敢用射礬用冰片放磁、

罐緊紮則不走氣有効

製硝法　牙硝貝母蒄活姜虫花粉升麻射干牙皂甘艸桔梗共一大服以水煎滚去渣入硝内將銅杓熬干將硝一半合吹再將一半又用胆礬一錢併渣藥同硝再熬干

雄硃丸　治咽喉腫痛痠涎壅甚百病攻作不省人事

白附子　南星　半夏　白礬　黄丹　全蝎各等分　巴豆減半

共為末飯為丸如米大每服十四五丸小兒三五丸加六七丸孕婦忌服

回生保命丹　治咽喉痠涎壅塞氣將絕頭無汗胸前尚温者可救

薄荷一兩　雄黄三錢　兒茶一錢五分　月石一錢　冰片三分　西牛黄一分

共為末蜜丸如豆大放一丸在舌上即甦醒後服煎藥甘桔湯加減

吹藥

青黛一錢 白附子四個 芒消八分 真硇砂八分 射香少許 月石一錢

共為末蜜調用刀針劃破候血盡以水漱三五口用此藥蘸入搽針口上取其惡肉爛盡而已

搽藥 極熱方用之

硼砂一錢五分 雄黃一錢 牙硝二錢 膽礬一錢 共放鍋内溶化後將熊膽五分調水入鍋内熔化傾出將碗覆蓋煅存性研末或用鷄子清調或做成餅貼患處或用鷄毛蘸搽患處

燻藥　消風避邪

皂角五分　細辛三分　薄荷五分　射香三厘　用酒一小杯煎熱將口在嗺嘴上燻之自下燻上心授有法

防柏散　患輕者服之次服防麻散

防風　羌活　荊芥　枳實　薄荷　川連　赤芍　黃芩　桔梗

甘草

防黃散

防風　梔子　荊芥　薄荷　連翹　柴胡　干葛　枳殼　桔梗

姜蚕　黃連　黃芩　甘草　赤芍　黃柏　大黃　全虫

防麻散
防風　黄柏　荆芥　梔子　連翹　薄荷　桔梗　枳殼　苦參
黄芩　天虫　全虫　生地　甘艸　羗活　干葛　天麻　赤芍
犀角地黄湯
荆芥　犀角　赤芍　生地　丹皮　黄芪
消蘆散　消風避邪
紅肉消一兩　蘆根一兩　全乳五錢　為末每服三錢用好醋入小罐内
以厚綿紙蓋定入火上煮極热蓋上開小孔向爐薫如欲散只用本方
三味欲破芭豆七粒去殼研碎入前藥同煎爐即破

辛烏散　針者用此葯乾摻

草烏一两　牙皂　細辛　紅豆各五錢　為末用針將藥摻上外用井水調搽就將作洗葯加荆芥仝煎如喉風悮用涼藥其毒復内攻胸膈以打碎数粒同藥水調搽如喉風加南星末紫草用前藥搽效

有蛾無乳煎方

升麻　姜蚕　牙皂　桔梗　羌活　青代　甘草　加葱白

有乳無蛾煎方

升麻　荆芥　射干　連翹　防風　桔梗　薄荷　加葱白

服此葯後看升出何症隨症治之若升不出者不治大抵治法先宜去

風消痰清熱解毒

單蛾雙蛾帝中長　俱用老鹽梅扎在竹筋上點開門散在梅肉上

點在蛾上待消後用吹藥

初起先服發表之劑

升麻　前胡　防風　桔梗　荆芥　甘艸　薄荷　葛根　加葱白煎

後服解毒清熱消痰

桔梗　防風　花粉　連翹　貝母　荆芥　蟬退　元參　姜蚕

赤小豆　苦參　甘艸　如潮熱甚發枉氣喘當下之

涼膈散　孕婦勿服有痰用二陳湯

大黃　芒硝　薄荷　木香　蒡子　梔子　連翹　黃芩

二陳湯

陳皮　牛蒡　甘草　貝母　半夏　桔梗　蘇子

四物合甘桔湯　血虛用此氣虛用黃芪

當歸　貝母　白芍　大力　川芎　甘艸　熟地　桔梗

清火　黃連　黃芩　黃柏　山梔　青黛　麥冬

解毒　大力　連翹　元參　苦參　甘艸

祛風　防風　荊芥　羌活　獨活　甘菊　薄荷　桔梗　天麻

利疫　花粉　貝母　南星　半夏　牛黃　全蠍

去内腫　姜虫　蟬退　射干　赤小豆
消外腫　防已　商陸　白附子
治喘　蘇子　姜仁　枳殼　杏仁
咳嗽　葶藶
小便澁　滑石　車前　瞿麥　石韋　澤瀉　木通　灯心　猪苓
茯苓
大便結　大黄　芒硝　枳實

口部

大人口破

大人口破分虛實艷紅為實淡紅虛寔則滿口爛斑腫虛白不腫點微稀

註此證名曰口瘡有虛火寔火之分虛火者色淡紅滿口白斑微點甚者陷露龜紋脈虛不渴此因思慮太過多醒少睡以致心腎不交虛火上炎宜服四物湯加黃蘗知母丹皮少佐肉桂以為引導從治之法也外以柳花散搽之寔

火者色艷紅滿口爛斑甚者腮舌俱腫脈寔口乾此因過食膏粱厚味醇酒炙煿以致心脾寔火妄動宜服涼膈散外搽赴筵散吐涎則效如口瘡舌乾黄硬作渴者宜服加減八味丸以滋化源俱禁水漱

柳花散

黄蘗末一兩　青黛三錢　肉桂一錢　龍腦香即冰片二分

各研細再合一處研勻每用少許搽於患處

方歌　柳花散治白口瘡黄蘗青黛龍腦香肉桂共研搽患處虛火上炎自平康

赴筵散

黄芩　黄連　梔子生　乾薑　黄蘗末　細辛各等分

共研細末每用少許搽于患處

方歌　赴筵散醫寔火攻口瘡斑爛色多紅芩連梔子乾薑蘗細辛同研有神功

凉膈散黄芩薄荷梔子生連翹石羔生甘草生芒硝大黄各等分水二鍾苦竹葉二十片煎八分加蜂蜜三匙和服

加減八味丸即六味丸加肉桂五味子各一兩共爲末煉蜜爲丸每服二錢空心鹽湯送下

鵞口瘡

鵞口滿口白斑點小兒心脾熱所生初生多是胎中熱甚則咽

凉膈散醫脾胃熱口渴脣焦便燥結芩薄梔翹石羔草芒硝大黄苦竹葉

加味地黄湯腎水衰津少渴良方山萸山藥丹苓澤肉桂五味熟地黄

喉疊腫疼

註此証小兒多有之屬心脾二經之熱所生初生小兒則屬胎熱上攻所致滿口皆生白色斑點作痛甚則咽喉疊疊腫起難于乳哺多生啼叫法用青紗一條裹筯頭上蘸新汲水揩去白胎以淨為度重手血出無妨隨用冰硼散搽之内服涼膈散即愈

冰硼散

冰片五分　硼砂　元明粉各五錢　硃砂六分

研極細末用少許搽瘡處如咽喉腫痛以蘆筒吹之即效

方歌 氷硼散治咽腫痛口瘡白點滿口生氷硼硃砂元明粉研末搽之立見功

凉膈散 見口破

口糜

口糜陰虛陽火成膀胱濕水溢脾經濕與熱瘀薰胃口滿口糜爛色紅疼

註 此証由陽旺陰虛膀胱濕水泛溢脾經濕與熱瘀鬱久則化為熱熱氣薰蒸胃口以致滿口糜爛甚于口瘡色紅作痛甚則連及咽喉不能飲食初起宜服導赤湯口臭瀉泄

脾虛濕者宜服連理湯糜爛延及咽喉日輕夜重者服滋陰甘桔湯便秘者服涼膈散外俱以薑蘗散搽之有效

導赤湯

木通　生地各二錢　甘草生一錢

竹葉二十片水一鍾煎半鍾溫服

方歌 導赤湯醫口糜証脾濕化熱薰胃成木通生地生甘草竹葉煎服熱自平

加味連理湯

白朮土炒二錢　人參　白茯苓　黃連　乾薑各一錢

甘草炙五分

水煎熱服

方歌 連理胃熱脾虛濕口糜臭氣瀉泄俱參苓白朮炙甘草乾薑黃連脾胃宜

少陰甘桔湯

桔梗二錢 甘草生一錢 川芎 黃芩 陳皮 元參

柴胡各六分 羌活 升麻各四分

葱白一根水二鍾煎八分食遠服

方歌 少陰甘桔治口糜芎芩羌活桔陳皮元參柴草升麻共葱

白水煎神效奇

薑蘗散

乾薑　黄蘗末各等分

各研末共合一處研勻乾搽口内温水漱口

方歌　薑蘗散搽口糜爛黄蘗乾薑各細研等分充勻搽患處温
水漱口效如仙

凉膈散見口疳

唇部

反唇疔同鎖口疔

反脣疔發脣裏稜鎖口疔在嘴角生粟米堅腫麻癢痛脾胃心經火毒成

註 此二證俱由火毒而成反脣疔生于脣稜偏裏上脣屬脾下脣屬胃鎖口疔生于嘴角係心脾二經所屬二証初起形如粟米色紫堅硬如鐵腫甚麻癢木痛寒熱交作煩悶作嘔反脣甚則令脣外翻鎖口甚則口不能開俱屬迅速之証須當速治遲則毒氣攻裏令人昏憒惡心即名走黃治法俱按疔門禁用灸法

脣疽

唇疽生于上下唇，寒熱交爭毒氣深，紫硬時覺木痛甚，脾胃積熱乃其因。

註：此證生于唇，無論上下左右，由脾胃積熱所致，色紫有頭，大者如李，小者如棗，腫硬如鐵，時覺木痛，甚則寒熱交作。初宜服神授衛生湯；寒定者，服雙解貴金丸；外用離宮錠塗之即消。若過數日猶不消者，必欲潰破，治法即按癰疽腫瘍潰瘍門。

神授衛生湯

神授衛生表裏劑，癰疽諸瘡患毒良，行瘀活血兼消腫，表裏疎通真劑方。皂刺、羌防芷山甲連翹、歸尾乳沉香、金銀石決天花粉、甘草節紅花大黃，共十五味，水二碗，煎八分，先飲酒一杯，後服此藥，便利去大黃。

雙解貴金丸

雙解貴金治諸毒，癰瘍初起木硬堅，大黃白芷水為丸，蔥酒煎送汗下痊。

離宮錠治諸瘡毒漫腫無頭涼水送
血竭硃砂為細末胆凡京墨
射香蟾酥

離宮錠 血竭 胆凡 蟾酥各三錢 硃砂二錢 京墨一兩 射香一錢

右為末京水調成錠涼水磨濃服之

繭唇

繭唇脾胃積火成初如豆粒漸繭形痛硬潰若翻花逆久變三消定主凶

註 此証由脾胃積火結聚而成初起如豆粒漸長若蚕繭堅硬疼痛妨礙飲食初起及已成無內證者用蟾酥餅貼之陀僧膏蓋之日久漸消或口渴者宜服清涼甘露飲若面赤口唇燥裂便秘者此屬氣寔宜服涼膈散若日輕夜重五心煩熱兩顴現紅脈虛數無力者宜服加減八味丸以

滋水養陰若潰後如翻花時津血水者屬逆失于調治久則變為上消中消下消之証屬凶

清涼甘露飲

麥冬去心 知母 黃芩 石斛 枳殼麩炒

枇杷葉去毛蜜炙 銀柴胡 犀角鎊 茵蔯蒿

生地 甘草生各一錢

燈心五十寸 淡竹葉一錢 水二鍾煎八分食遠服

方歌 清涼甘露醫繭唇潤燥止渴又生津麥冬知草芩斛殼枇杷銀胡犀地茵

蟾酥餅 即蟾酥丸

蟾酥二錢，酒化 輕粉 銅綠 枯礬 寒水石煅 胆礬 乳香
沒藥 麝香各一錢 硃砂三錢 雄黃二錢 蝸牛二十一個

以上各為末，稱準，于端午日午時在淨室中，先將蝸牛研爛，同蟾酥和研稠黏，方入各藥共搗極勻，丸如菉豆大。每服三丸，用葱白五寸，令患者嚼爛，吐手心內，男用左手，女用右手，將藥丸裹入葱泥內，用無灰熱酒一茶鍾送下，被蓋約人行五六里路，病者出汗為度。甚者再用一服。如外用之法，搓條作餅，隨證用之。修合時忌婦人、雞犬等見之。

方歌　蟾酥丸治諸疔毒初起惡瘡皆可逐外用化腐又消堅內
服驅毒發汗建硃砂輕粉麝雄黃銅綠枯礬寒水入胆礬
乳没共蝸牛丸如綠豆葱酒服

陀僧膏

南陀僧二十兩研末　赤芍二兩　全當歸二兩　乳香五錢去油研
没藥五錢去油研　赤石脂二兩研　苦參四兩　百草霜二兩篩研
銀黝一兩　桐油二觔　香油一觔　血竭五錢研　兒茶五錢研　大黄半觔
右藥先將赤芍當歸苦參大黄入油內煠枯熬至滴水不
散再下陀僧末用桃柳枝攪至滴水將欲成珠將百草霜

細〻篩入攪勻再將羣藥及銀黝篩入攪極勻傾入水盆

內衆手扯千餘下再收入磁盆內常以水浸之

方歌　陀僧膏貼諸惡瘡流注瘰癧跌撲傷陀僧赤芍歸乳沒赤

脂苦參百草霜銀黝桐油香油共血竭兒茶川大黃

加減八味丸　涼膈散　俱見口破

唇風

唇風多在下唇生陽明胃經風火攻初起發癢色紅腫久裂流

水火燎疼

註此證多生下唇由陽明胃經風火凝結而成初起發癢色

紅作腫日久破裂流水疼如火燎又似無皮如風颳則唇不時瞤動俱以雙解通聖散服之外以黃連膏抹之自愈

雙解通聖散

防風　荊芥　當歸　白芍酒炒　連翹去心　白朮土炒
川芎　薄荷　麻黃　梔子各五錢　黃芩　石羔煅
桔梗各一兩　甘草生二兩　滑石三兩

共研粗末每用五錢水一鍾半煎八分澄渣溫服

方歌　雙解通聖胃火風疎表清裏膏防荊歸芍連翹芩朮桔麻黃梔草薄滑芎

黄連膏潤諸瘡瘍归尾生地
蘗姜黄油煤去渣加黄蠟
布濾攪凝塗未强

黄連膏　黄連　黄柏　姜黄各三錢　归尾五錢　生地一兩　香油十二兩
將藥煤去渣下黄蠟四兩溶化夏布濾淨傾入磁盆柳枝
不時攪之候凝為度

齒部

牙衄

牙衄牙縫内出血胃腎二經虛實熱實多口臭牙堅牢虛者反
此當分别

註　此証由熱而成當分虛實無論大人小兒若胃經實熱者
則血出如湧口必臭而牙不動宜服清胃湯甚則服調胃
承氣湯或用酒製大黄末三錢以枳殼五錢煎湯少加童
便調服下黑糞即愈若胃經虛火者牙齦腐爛淡血滲流

不已宜服二參湯及補中益氣湯加黃連丹皮若腎經虛者血則點滴而出牙亦微痛口不臭而牙動或落昔治宜滋腎有火者六味地黄丸無火者七味地黄丸俱加倭蕈隨手應效若痛積氣盛兼服蘆薈丸外俱用小薊散擦牙隨用青竹茹醋浸一宿含漱甚效

清胃湯

石羔煅四錢　黄芩　生地各一錢　丹皮一錢五分　黄連

升麻各一錢

水二鍾煎八分食後服

方歌 清胃陽明寔火結，口臭相兼齒衄血，芩連生地升麻羔，呼皮同煎功效捷。

調胃承氣湯

大黃四錢酒浸 芒硝三錢 甘草二錢炙

水三鍾煎一鍾，去渣，少少溫服。

方歌 調胃承氣寔火攻，齒衄口臭用之靈，酒浸大黃芒硝草，胃熱煎服立刻清。

二參湯

人參 元參各等分

水煎湯服

方歌 二參湯醫虛火逆齦腐滲流血水淡人參元參各等分水煎服下有神驗

蘆薈丸

蘆薈 子青皮 白雷丸 白蕪荑 川黃連 胡黃連 鶴虱艸各一兩 木香三錢 麝香一錢

共研末蒸餅糊丸如麻子大每服一錢空心清米湯送下

方歌 蘆薈丸醫積氣成木麝青皮胡黃連蕪荑雷丸鶴虱艸川連同末蒸餅丸

小薊散

小薊　百草霜　蒲黄微炒　香附子各五錢醋浸晒乾

右研細末用搽牙上半刻時温茶漱之

方歌　小薊散搽牙衄方蒲黄微炒百草霜香附同研爲細末指牙止血功效強

補中益氣湯人参當归白术黄芪升麻柴胡炙草麦冬五味子陳皮加炙枣仁熟服

六味地黄丸六味地黄善補陰能滋腎水並生津萸苓山藥丹皮瀉研末蜜丸服最神

七味地黄丸即桂附地黄丸減去附子

牙宣

牙宣初起腫牙齦日漸腐頹久露根惡熱惡涼當細別胃經客熱風寒侵

註 此証牙齦宣腫齦肉日漸腐頹久則削縮以致齒牙宣露總由胃經客熱積久外受邪風寒涼相搏而成有喜涼飲而惡熱者係客熱遇寒涼凝滯于齦肉之間有喜熱飲而惡涼者係客熱受邪風稽留于齦肉之内客熱遇寒者牙齦出血惡熱口臭宜服清胃湯客熱受風者牙齦惡涼遇風痛甚宜服獨活散外有牙齦腐臭齒根動搖者屬胃中虚火而兼腎虚齒乃腎之餘宜服三因安腎丸又有牙齦

腐臭時津白膿者屬胃中濕熱宜服犀角升麻湯外俱用胡桐淚散擦之以食鹽冲湯漱口惟牙齦動搖或兼疼痛者日以李杲牢牙散擦之夜用固齒白玉膏貼之緩緩取效若齦肉腐爛露牙床骨者逆

獨活散

獨活　羌活　防風　川芎各一錢六分　薄荷　生地

荊芥各一錢　細辛

右為粗末每用二錢水煎澄渣食後服日用三服

方歌　獨活風毒注牙根齦腫嫌涼痛莫禁羌活防風共生地薄

荷荊芥合芎辛

三因安腎丸

補骨脂炒 胡盧巴炒 茴香炒 川楝子炒 續斷炒各三兩 山藥

杏仁炒 白茯苓 桃仁炒各二兩

共研細末煉蜜為丸如梧桐子大每服二錢空心淡鹽湯送下

方歌 三因安腎虛火爍牙齦腐臭齒根搖 山藥杏茴苓骨脂胡盧巴續川楝桃

胡桐淚散

胡桐淚 細辛 川芎 白芷各一錢五分 寒水石煅二錢

生地一錢 青塩二分

共研末乾搽牙齦患處待頓飯時以溫水漱去少時再上

方歌 胡桐淚散牙齦腫津血宣露或出膿細辛寒水石生地青

鹽白芷共川芎

李杲牢牙散

龍胆草酒浸一兩五錢 羌活 地骨皮各一兩 升麻四分

共研末先以溫水漱口用少許搽之

方歌 李杲牢牙搽齒病牙齦搖動或腫疼胆草升麻羌地骨研

末漱口搽有功

固齒白玉膏

官粉研一兩 珍珠末三錢

陽起石一兩用殭蚕四十九條防風當歸川芎牙皂青鹽升麻白芷地骨皮各五錢細辛木各三錢共研粗末長流水五盌同藥入砂鍋內以桑柴火熬藥至三盌去渣再入砂鍋內煎至一盌將龍骨陽起石火煅通紅入藥汁內淬之如此七次去藥汁將龍骨陽起石焙乾研末

龍骨二兩 象牙末五錢

麝香末二錢

用黃蠟三兩溶化濾淨再化離火候溫方入前藥和勻乘熱攤紙上如膏冷將熨斗燒熱仰放紙鋪熨斗底上攤之

用時先以溫水漱口將膏剪一小條貼于患處閉口勿語

方歌

固齒白玉貼牙效一切牙痛及動摇宮粉珍珠陽起射龍骨象牙黃蠟熬

清胃湯見牙衄

犀角升麻湯 犀角錢 升麻二錢 黃芩八分 附子炮 生甘草 白芷八分 川芎八分 羌活二錢 防風八分 水三鍾煎一鍾食遠熱服

鑽牙疳

鑽牙疳在牙根生突出硬骨銳而鋒痛如鍼刺殊難忍証由肝胃積熱成

註此証由肝胃二經積熱所致乃牙根肉內鑽出骨尖如刺

疼痛異常小兒多有之法用鈹鍼就患處刺開好肉連牙齦根取出若血出不止者以濕紙換貼二次即止內服蘆薈消疳飲外以冰硼散搽之戒厚味其牙後生如舊

蘆薈消疳飲

蘆薈生 胡黃連 石羔煅 羚羊角鎊 梔子生 牛蒡子炒研 銀柴胡 桔梗 大黃生 元參各五分 薄荷葉四分 甘草三分

水二鍾淡竹葉一錢煎六分食遠服

方歌 蘆薈消疳清胃肝羚羔梔子蒡胡連銀胡桔梗大黃薄甘草元參竹葉煎

冰硼散 見口部鵞口瘡

牙疔

牙疔牙縫胃火成大腸濕熱亦可生腫如粟米連腮痛若兼麻癢即黑疔

註 此証由胃經火毒或太陽經濕熱皆可致之每生于兩旁牙縫腫起一粒形如粟米痛連腮頂若兼麻癢破流血水疼痛異常者即黑疔也屬腎火毒俱用銀簪尖挑破以見血為度搽拔疔散再以蟾酥丸噙化徐徐嚥之若煩躁口渴者宜服黃連解毒湯即愈若失治毒反攻心令人煩躁

昏憒者逆

拔疔散

硇砂　白礬　硃砂　食盬用鉄銹刀燒紅將白礬食盬放于刀上煅之

各等分擇丁日午時研為細末收之

方歌　拔疔散治諸疔毒硇砂白礬食盬硃等分研末搽患處化

硬捜根功效殊

蟾酥丸見前名

黃連解毒湯　芩連栢生梔各一錢五分研

黃連解毒燄痛瘡諸般疔毒煩躁狂黃連芩蘗生梔子四味煎服保安康

牙癰

牙癰胃熱腫牙床寒熱堅硬痛難當破流膿水未收口誤犯寒涼多骨妨

註此證由陽明胃經熱毒所致生于牙床堅腫疼痛引發寒熱惡頰浮腫初宜服荊防敗毒散若大渴煩嘔者蟾酥丸汗之便秘者雙解貴金丸下之腫處宜軟刺破搽冰硼散若初時堅腫破血流水久不收口過食寒涼者必生多骨佚骨尖刺出採則肉動始可取出其口方能收斂而愈

荊防敗毒散加姜三片水二鍾煎八分食遠服寒甚加葱三枝

荊防敗毒治初瘡憎寒壯熱汗出良羌獨前柴荊防桔芎枳參苓甘草强

蟾酥丸見蒲咎

雙解貴金丸見唇疔

冰硼散見口部鵝口瘡

走馬牙疳

走馬牙疳証不輕，癖積痧痘毒火攻，牙根腐臭隨變黑，頑肉難脫不食凶。

註：此證多由癖疾積火、痧痘餘毒上攻，最為迅速。總因積火熱毒而成，牙根作爛，隨變黑腐，臭穢難聞。若癖積毒火攻牙者，初宜服蘆薈消疳飲，脾胃虛者兼服人參茯苓粥；若痧痘餘毒所中者，宜服清疳解毒湯。外勢輕者俱用溺白

散擦之若堅硬青紫漸腐穿腮齒搖者宜蘆薈散擦之如牙縫黑腐不盡及腐爛深坑藥不能到宜用勒馬聽徽絲塞之再用手法去其黑腐肉見紅肉流鮮血者吉若取時頑肉難脫堅硬腐爛漸開以致穿腮破唇宜貼青蓮膏則熱不食者逆但此証惟癖積攻牙成疳者好後易犯出積火時時上攻也惟在調理飲食得宜如山藥栗子鵞蠏甜煉等物俱當禁忌若稍有疎忽必致後發慎之慎之

人參茯苓粥

人參一錢　白茯苓六錢

共研末同粳米一茶鍾熬成粥先以盬湯將口漱淨後再
食粥

方歌 人參茯苓善扶脾飲食短少服之宜二味研末加粳米熬
粥食之理胃虛

清府解毒湯

人中黃　川黃連生　柴胡各五錢　知母生　連翹去心　犀角鎊
牛蒡子炒研　黑參　荆芥　防風各一錢　石羔煅一錢五分
淡竹葉一錢　燈心五十寸　水二鍾煎八分食遠服
嘔加蘆葦根五錢

方歌 清疳解毒牙根証疹痘餘毒化熱成中黃知連柴翹蒡犀角参羔荆芥風

溺白散

溺垢即婦人尿桶中白鹼火煅五錢 白霜梅燒存性 枯白礬各二錢

右研細末先用韭根松蘿茶煎成濃汁乘熱以雞翎蘸洗患處去淨腐肉見津鮮血再敷此藥日數三次若爛至咽喉以蘆筒吹之

方歌 溺白散搽走馬疳溺垢白霜梅白礬韭根茶葉煎湯滌蘸洗腐肉敷藥痊

蘆薈散

蘆薈一錢　黄蘗末五錢　人言五分用紅棗五枚去核每棗納人言一分火燒存性

研細末先用米泔水漱淨瘡毒後敷此葯于堅硬及腐處

方歌　蘆薈散搽牙瘡爛色紫牙搖腮硬穿棗裏人言燒存性研

加黄蘗末同研

勒馬聽徽絲

白砒末一分　射香末三分　青綿撕碎　青黛飛末各一兩

用香油拌勻用時先以清米泔水漱口次用鑷尖將絲挑

少許塞于牙根縫內日三易之

方歌　勒馬聽徽疳漸蝕牙縫腐黑急速施油調砒射青綿黛泔
水漱口後塞之

青蓮膏

青黛二錢　乳香　輕粉各一錢　射香五分　白砒一分 即人言

右為細末用香油調稠薄攤紙上用鎚槌寔陰乾收之每
于卧時以泔水漱淨口拭乾隨疳証大小剪膏藥貼之至
曉揭去再以泔水將口漱淨吐之至晚再貼

方歌　青蓮膏貼腐疳宜化腐消堅效更奇乳射白砒輕粉黛
研末油調紙攤之

蘆薈消疳飲 見鑽牙疳

齒䘌

齒䘌齒内生小蟲胃經痰濕風火凝口臭只緣胃火盛齒根腐爛出血膿

註 此証係齒内生蟲由胃經痰濕風火凝聚而成齒根腫痛腐爛時出膿血若口臭甚者胃火盛極土攻所致也宜服玉池散外用韮麦連梃一把苦楝三十片洗淨將麦剪長二寸以楝葉裹作五包廣一寸厚五分三年陳醋漬之至日中特以兩包火中炮炙令熱納口中熨齒外冷更易之

取色置水中解視之即有虫長三分老者黃色新者白色
其效如神

玉池散

當歸　白芷　升麻　防風　甘艸　地骨皮　川芎
細辛　藁本　槐花各一錢
生薑三片黑豆三十粒水煎去渣候溫含漱冷則吐之若
用此方煎服更效

方歌　玉池踈風療虫牙津膿根爛漱服佳歸芷升防甘地骨芎
辛薑藁豆槐花

齒齲

齒齲風熱客陽明牙齦腫痛出臭膿遇風痛甚久宣露白馬懸蹄塞入靈

註 此証由風熱客于手足陽明二經而成初起牙齦宣腫覺痛遇風痛甚常作歪口吸氣之狀牙齦腐孔特出臭膿久則齦齒宣露初宜服清胃湯加羌活外用白馬懸蹄少許以綿裹之塞入膿孔甚效

清胃湯 見牙衄

舌部

紫舌脹

紫舌脹屬心經火熱盛血壅腫硬疼舌腫滿口宜鍼刺血色紫重色紅輕

註此記由心經火盛血壅以致舌腫滿口堅硬疼痛宜用三鍼紮筋頭上露鋒分許當舌刺數十刺令血出紅色者輕紫色者重隨以溫水漱口搽冰硼散內用涼膈散去朴硝大黃加牛蒡子荊芥倍用梔子服之甚效

冰硼散見口部鵞口瘡

涼膈散見口破

痰包

痰包每在舌下生結腫綿軟似匏形痛脹舌下妨食語火稽痰涎流注成

註此証生於舌下結腫如匏光軟如綿塞脹舌下有妨飲食言語色黃木痛由火稽痰涎流注而成宜用立剪當包上剪破出痰涎如雞子清稠黏不斷拭淨搽冰硼散服加味二陳湯忌煎炒火酒等物

加味二陳湯

陳皮 半夏製 白茯苓 黃芩各八分 黃連 薄荷

甘艸生各五分

水二鍾薑三片煎八分食前服

方歌 加味二陳療痰色結腫舌下形如匏二陳湯加芩連薄薑

煎服下自然消

冰硼散見口部鵞口瘡

舌衄

舌衄心火血分炎舌上生孔似鉄尖或如筯頭其色紫甚黑腐

爛血出衆

註此証像舌上忽生孔小者如鍼尖大者如筯頭其孔色紫

屬熱甚色黑防腐爛血出如泉湧由心火上炎以致血熱妄行而成宜服升麻湯兼搽必勝散甚效

升麻湯

升麻 小薊根 茜根各一兩五錢 艾葉七錢五分 寒水石三兩

共研每三錢水一鍾煎七分澄去渣入生地黃汁一羹匙再煎二滾溫服或加炒側柏葉五錢亦可

方歌 升麻舌衄心火炎小薊茜根各兩半艾葉七錢五分加寒水三兩同研爛

必勝散

螺青另研 蒲黃炒各一錢

共合一處研細搽于患處後用温鹽湯漱口

方歌 必勝心熱血妄行舌生小孔湧血紅螺青研末蒲黃炒同

匀搽之自歸經

重舌 痰核 重腭 舌疔

舌証發于心脾經其証皆由積熱成重舌舌下血脈脹痰核舌

上一核生重腭生于口上腭時覺心煩梅子形舌疔舌上生紫

皰其形如豆寒熱增

註

此證無論大人小兒俱可以生重舌者由心脾蘊熱循經上冲舌本遂令舌下血脉脹起如小舌狀故名重舌宜用冰硼散搽之痰核者心脾痰涎鬱熱舌上生核強硬作痛宜用衣針點破搽冰硼散内服加味二陳湯重腭者心脾有熱以致上腭生瘡形如梅子外無寒熱内時作煩此屬熱極禁用針刺宜服黄連觧毒湯加桔梗不時用紫雪散噙化舌疔者心脾火毒舌生紫疱其形如豆堅硬寒熱疼痛應心初起宜用蟾酥丸含于舌下隨化隨嚥或再服三粒以觧内毒甚者刺之服黄連觧毒湯兼搽紫雪散及徐

徐嚥之即愈

紫雪散

犀角鎊　羚羊角鎊　石羔　寒水石　升麻各一兩　元參二兩

甘艸生八錢　沉香剉　木香剉各五錢

水五盌煎藥剩湯一盌將渣用絹濾去將湯再煎滚投提淨朴硝三兩六錢文火慢煎水氣將盡欲凝結之時傾入盌內下硃砂冰片各三錢金箔一百張各預研細和匀將藥盌安入凉水盆中候冷凝如雪爲度大人每用一錢小兒二分十歲者五分徐徐嚥之即效或用淡竹葉灯心煎

湯化服亦可吹喉腫痛等証吹之亦效

方歌

紫雪散醫積熱效沉木犀羚元參艸寒水升黑朴硝加硃

鉑米研入內櫱

冰硼散見口部齒口瘡

加味二陳湯見痰包

黃連解毒湯見牙疔

蟾酥丸見繭唇

舌疳附瘰癧風

舌疳心脾毒火成如豆如菌痛爛紅漸若泛蓮難飲食綿潰久

變瘰癧風

註 此証由心脾毒火所致其証最惡初如豆次如菌頭大蒂小又名舌菌疼痛紅爛無皮朝輕暮重急用北庭丹點之自然消縮而愈若失于調治以致焮腫突如泛蓮或有狀如雞冠舌本短縮不能伸舒妨碍飲食言語時津臭涎再因怒氣上冲忽然崩裂血出不止久久延及項頷腫如結核堅硬臖痛皮色如常頂軟一點色暗木紅破後時津臭水腐如爛棉其証雖破堅硬腫痛仍前不退此為綿潰甚至透舌穿腮湯水漏出是以又名瘰癧風也蓋舌本屬心

舌還屬脾因心緒煩擾則生火思慮傷脾則氣鬱鬱甚而成斯疾其証外勢頗類喉風但喉風咽喉常腫湯水不能下咽此證咽喉不腫可以下咽湯水胃中亦思飲食因舌不能轉動迭迭硬食故每食不能充足致令胃中空虛而怯証悉添日漸衰敗初起宜服導赤湯加黃連虛者服歸脾湯熱甚者服清涼甘露飲合歸脾湯便燥者服歸芍異功湯頷下腫核初起宜用錦地羅蘸醋磨濃敷之潰後宜水澄膏貼之自古治法雖多然此証百無一生縱施藥餌不過苟延歲月而已

竇氏喉科 二

清溪秘傳北庭丹

番硇砂　人中白各五分　瓦上青苔　瓦松　溏雞失各一錢

用傾銀罐子二箇將藥裝在罐內將口封嚴外用鹽泥封固以炭火煅紅待三炷香為度候冷開罐將藥取出入射香冰片各一分共研細末用磁鍼刺破舌菌用丹少許點上再以蒲黃蓋之

方歌　北庭丹點舌菌生瓦松溏雞失人中瓦上青苔番硇末罐封火煅入射冰

歸芍異功湯

人參　白术土炒　廣陳皮　白芍酒炒　當歸身各一錢

白茯苓二錢　甘草五分炙

灯心五十寸水煎空心服

方歌　歸芍異功扶脾氣健胃又能止瀉利四君歸芍廣陳皮引加灯心是良劑

水澄膏

硃砂二錢水飛　白及　白斂　五倍子　鬱金各一兩　雄黄

乳香各五錢

右爲細末米醋調濃以厚紙攤貼之

归脾湯治脾胃傷食少怔忡夜不安棗仁遠志龍眼參歸草茯神芪朮木香煎

方歌

水澄膏貼潰核驗，水飛硃砂末二錢，及飲麩金雄黃乳，五倍同研用醋攤。

歸脾湯 人參 白朮炒 棗仁 龍眼肉 茯神各二錢 黃芪半 當歸酒洗 遠志肉 木香 甘草各三分 生姜三片 紅棗肉二枚 水煎服

導赤湯 口糜 見口部

清涼甘露飲 爛唇 見唇部

喉部

緊喉風 附纏喉風

緊喉膏粱風火成，咽喉腫痛難出聲，聲如拽鋸痰壅塞，穴刺少商吐下功。

註 此証由膏粱厚味太過，致肺胃積熱，復受邪風，風熱相搏上壅咽喉腫痛聲音難出湯水不下痰涎壅塞之聲頗似拽鋸初發暴患急刺手大指內側少商穴出紫黑血以瀉其熱痰盛者以桐油餞導吐之吐痰後隨用甘草湯漱之以解桐油之氣內服雄黃解毒丸吐下之喉中吹白降雪散俟關開之後內宜服清咽利膈湯按法調治隨手應效者順若面青唇黑鼻流冷涕者逆若兼項外漫腫即名纏喉風其治法雖與此証相同然終屬險惡難治

桐油餞

溫水半盆加桐油四匙攪勻用硬䴉翎蘸油探入喉內撚之

連探四五次其痰壅出再探再吐以人醒散高爲度

方歌 桐油餞法導痰壅一切喉風用最靈半盞溫水桐油入雞翎蘸探吐喉通

雄黃解毒丸

雄黃一兩 鬱金一錢 巴豆十四粒去皮油

共研末醋糊爲丸如黍粒大每服五分津液送下

方歌 雄黃解毒緊喉風開關通閉火能平巴豆去油鬱金末醋糊爲丸黍粒形

白降雪散

石羔煆一錢五分 硼砂一錢 焰硝 胆礬各五分 元明粉三分

氷片二分

共研極細末以筆管吹入喉内

方歌 白降雪散喉風證腫痛艱難風火凝煆石羔與胆葱末焰

硝硼片共元明

清咽利膈湯

牛蒡子炒研 連翹去心 荊芥 防風 梔子生研 桔梗

元參 黄連 金銀花 黄芩 薄荷 甘草生各一錢

大黄 朴硝各一錢

水二鍾淡竹葉二錢煎八分食遠服

方歌 清咽利膈喉痛消疎風清熱蒡連翹荊防梔桔芩連艸銀花芩薄大黄硝

慢喉風

慢喉發緩體虛生微腫咽乾色淡紅或由暴怒五辛火或因憂思過度成。

註 此證有因平素体虛更兼暴怒或過食五辛而生者亦有憂思太過而成者俱屬体虛病寔其發緩其色淡其腫微其咽乾舌見滑白胎大便自利六脈微細唇如礬色若午

前痛者服補中益氣湯加以清涼如麥冬黒參桔梗牛蒡子服之若午後作痛作渴身熱足冷者陰陽兩虛也忌用苦寒宜少陰甘桔湯以宣達之若面赤咽乾不渴者其脈必虛大以甘露飲服之必效俱兼用冰硼散一錢加灯艸煅灰存性三分吹之立驗

甘露飲

天冬去心　麥冬去心　黄芩　生地　熟地　枇杷葉蜜炙

石斛　枳殼麩炒　茵蔯蒿　甘艸各等分

水二鍾煎八分食後服

方歌 甘露飲清內熱侵面赤咽乾生津液天麥冬芩生熟地枇杷斛艸枳茵陳

補中益氣湯見牙衄

少陰甘桔湯見口部口糜

冰硼散見口部鵝口瘡

喉閉附酒毒喉閉

喉閉肝肺火盛由風寒相搏腫咽喉甚則腫痛連項外又有酒毒當細求

註 此証由肝肺火盛復受風寒相搏而成咽喉腫痛面赤腮

腫甚則項外漫腫喉中有塊如拳湯水難咽語言不出暴起身發寒熱急刺少商穴或針合谷穴以開咽喉初宜疎散服荊防敗毒散寒熱已退即用清咽利膈湯兼吹紫雪散隨以薑汁漱口以宣其熱或用醋漱以消積血痰壅塞者桐油餞探吐痰涎若腫發于項外濃脹痛者防透咽喉不可輕針急用皂角末吹鼻取嚏其腫即破或煎用皂角末醋調厚敷項腫須臾即破初腫時用生羊肉片貼之喉閉聲鼾者肺氣將絶急宜獨參湯救之若卒然如啞吞吐不利係寒氣客于會厭也宜蜜炙附之片含之勿嚥初終

忌用苦寒之葯恐難消難潰又有酒毒喉閉由酒毒蒸于心脾二經熱壅咽喉〻腫色黄其人面赤目睛上視以桐油餞導吐痰涎宜服鼠黏子鮮毒湯亦用紫雪散吹之

鼠黏子鮮毒湯

鼠黏子炒研　桔梗　青皮　升麻　黄芩　花粉　甘艸生　元參　梔子生研　黄連　連翹去心　葛根　白朮土炒　防風　生地各等分

水煎食後服

方歌　鼠黏鮮毒酒毒閉桔梗青皮能降氣升芩花粉艸元參梔

脹水海下元氣餒不出而悪
茯苓宜徐徐代飲無猶悪矣
蓮元肉共煎之

連翹葛朮防地
荆防敗毒散見牙疳
清咽利膈湯
桐油餞俱見緊喉風
紫雪散見舌部重舌
獨參湯人參二兩水二鍾棗十枚蓮肉元眼肉煎好徐服之
苦煎至稠厚即成膏矣作三次用醇酒熱化服之亦可
啞瘴喉風
啞瘴喉風腫痛咽牙關緊急不能言風痰湧塞咽膈上火盛生
痰風搏源

註

此証頗類緊喉由肺胃蘊熱積久生痰外復受風邪與痰熱相搏壅塞咽膈之上而成斯疾初起咽喉腫塞疼痛湯水難咽語言不出牙關緊急此属險候急用雄黄解毒丸水化用細竹管將藥水吹入鼻孔直達咽喉藥入作嘔即令患者吐之其牙關頓鬆咽喉即稍開通先與米飲〻之次服清咽利膈湯兼吹冰硼散用藥不應者險若唇黑鼻流冷涕者逆

雄黄解毒丸

清咽利膈湯 俱見緊喉風

氷硼散見口部鵞口瘡

弄舌喉風

弄舌喉風心脾經寔火外寒凝滯成舌出攪動因脹悶咽喉作腫更兼疼

註此証由心脾寔火與外寒欝遏凝滯而成咽喉腫痛痰涎堵塞音啞言澀舌出不縮時時攪動覺舌脹悶常欲以手捫之故名弄舌急刺少商穴穴在兩手大指裏側去指甲角旁韭葉寬即是用三稜針刺之有血者生無血者死噙蟾酥丸徐咽藥汁若痰涎上湧不能咽藥者急用桐油餞

探吐痰涎隨服清咽利膈湯吹金鎖匙若喉內如松子及魚鱗狀不堵塞者此屬虛陽上浮急用蜜炙附子片噙咽其汁即效

金鎖匙

氷片二分五厘　白殭蚕一錢　雄黄二錢　焰硝一兩五錢
硼砂五錢

各研末共和勻以細筆管吹入喉內腫痛處

方歌　金鎖匙吹異舌風心脾火鬱外寒乘消痰逐熱　疼痛氷片殭蚕雄焰硼

蟾酥丸見繭唇

桐油餞

清咽利膈湯俱見緊喉風

喉癬

喉癬初覺陰虛成嗌乾刺痛色淡紅腎火炎上金受剋破爛失音臭腐疼

註此証一名陰虛喉癬初覺咽嗌乾燥如毛艸常刺喉中又如硬物隘于咽下嘔吐酸水噦出甜涎淡紅微腫微痛日久其色紫暗不鮮頗似凍榴子色由腎液久耗相火炎上消

燥肺金薰燎咽喉腫痛日增破爛腐衣疊若蝦皮聲音雌瘂喘急多痰臭腐蝕延甚疼倍增妨碍飲食胃氣由此漸衰而虛火益盛煩躁者宜服知蘗地黃湯若吐酸噦涎者宜服甘露飲加川黃連便燥者兼服萬氏潤燥膏面唇俱白不寐懶食者宜歸脾湯加酒炒川黃連腫吹紫雪散腐吹八寶珍珠散其証按方應病或者十全一二否則難救

萬氏潤燥膏

猪脂一觔切碎煉油去渣加煉過白蜂蜜一觔攪勻候凝挑服二匙日用三五次

方歌 萬氏潤燥膏神驗降火清金滋便乾豬脂煉油加白蜜桃
服失音也能痊

八寶珍珠散

兒茶 川連末 川貝母去心研 青黛各一錢五分 宮粉
紅褐燒灰存性 黃蘗末 魚腦石微煅 琥珀末各一錢
人中白煅二錢 硼砂八分 冰片六分 京牛黃 珍珠各五分豆腐內煮半炷香時取出研末 射香三分
各研極細末共兑一處再研勻以細筆管吹入喉內爛肉處

方歌 八寶珍珠喉府腐冰射兒茶連貝母紅褐宮粉黛牛黃腦

六味地黃善補陰能滋腎水生
[illegible]山藥丹皮澤瀉茯苓[illegible]丸服如神

石中白藥硼琨

知藥地黃湯即六味地黃丸加知母黃藥

甘露飲見慢喉風

歸脾湯見舌疳

喉癬

喉癬咽乾生苔蘚初癢時增燥裂疼過飲藥酒五辛火黴爛延

開蟻蛙形

註此証一名天白蟻咽嗌乾燥初覺時癢次生苔蘚色暗木紅燥裂疼痛時吐臭涎妨碍飲食由過食炙煿藥酒五辛

等物以致熱積于胃胃火薰肺而成斯疾宜服廣筆鼠黏湯未潰吹礬精散已潰吹清涼散患者清心寡慾戒厚味發物或者十全一二若失治兼調理不謹致生黴爛延漫開大疊起腐衣旁生小孔若蟻蛀蝕之狀多致不救

廣筆鼠黏湯

生地黃　浙貝母各三錢去心研　元參　甘草各二錢五分生　花粉

鼠黏子酒炒研　射干　連翹各二錢去心　白殭蠶一錢炒研

苦竹葉二十片水二鍾煎八分飢時服

方歌　廣筆鼠黏喉癬乳初癢生苔裂痛添生地元參花粉貝連

麴射艸 白殭蚕

清溪秘傳礬精散

白礬不拘多少研末用方磚一塊以火燒紅洒水于磚上将礬末布于磚上以磁盤覆蓋四面灰擁一日夜礬飛盤上掃下用二錢 白霜梅二個去核 真明雄黄 穿山甲各一錢炙

共研細末以細筆管吹入喉内

方歌 礬精散用火燒磚 水溼布礬上覆盤 掃霜再兑雄梅甲 研末吹喉癬自痊

清涼散

硼砂三錢 人中白煅二錢 黄連末一錢 南薄荷六分 氷片五分

青黛四分

共研極細末吹入喉癬腐處

方歌 清凉散吹天白蟻胃火蒸全成此疾薄黛冰硼中白連腐裂疼痛皆可去

上腭癰

上腭癰若葡萄形少陰三焦積熱成舌難伸縮鼻紅涕口難開合寒熱增

註 此証又名懸癰生于口中上腭由心腎經與三焦經積熱而成形若紫葡萄舌難伸縮口難開合鼻中時出紅涕令

人寒熱大作宜黄連消毒飲加桔梗元參服之兼吹冰硼散或日久腫硬下垂不潰者以燒鹽散日點三五次兼服射干丸遇時失治飲食不入煩躁神昏者逆

燒鹽散

食鹽火燒　枯白礬各等分

二味研細以筯頭蘸點患上

歌方　燒鹽散治上腭癰懸似葡萄色紫形枯礬燒鹽等分末筯頭蘸點消熱壅

射干丸

射干　川升麻　杏仁去皮尖麸炒　甘草炙各五錢　木鱉子

川大黄炒各三錢

右研細末，煉蜜和丸如小彈子大，每用一丸，口中含化徐咽。

方歌　射干丸療懸癰患，熱聚成形口開難，大黄升草木鱉杏，蠶

丸彈狀口中含。

黄連消毒飲見後結喉癰

冰硼散見口部鵝口瘡

鎖喉毒

鎖喉毒生因積熱，外感風寒耳前結，外似瘰癧漸攻喉，心與小

腸聽會穴

註此証由心與小腸積熱外感風寒凝結而成初生于耳前聽會穴形如瘰癧漸攻咽喉腫塞疼痛妨碍飲食証須速治宜服牛黄清心丸開關解熱煎服清咽利膈湯吹氷硼散按方應效方能成功

牛黄清心丸

九轉胆星一兩　雄黄　黄連末各二錢　茯神　元參　桔梗

天竺黄　五倍子末　荆芥　防風　犀角末　當歸各一錢

氷片　射香　珎珠各五分豆腐煮　京牛黄　輕粉各三分

各研極細共和一處再研勻甘艸熬膏和丸如龍眼大珠砂為衣日中晒乾收入磁瓶內將瓶口堵嚴勿令出氣臨服時一丸薄荷湯磨服。

方歌 牛黃清心鎖喉毒茯輕冰射參雄竺珠倍荆防桔胆星犀角歸連熱退速

清咽利膈湯見緊喉風

冰硼散見口部鵝口瘡

乳蛾

乳蛾肺經積火成雙輕單重喉旁生狀若蚕蛾紅腫痛關前易

治關後凶

註 此証由肺經積熱受風凝結而成生咽喉之旁狀如蚕蛾亦有形若棗栗者紅腫疼痛有單有雙々者輕單者重生於關前者形色易見吹藥易到手法易施故易治生於關後者難見形色吹藥不到手法難施故難治俱宜服清咽利膈湯吹冰硼散易見者膿熟針之難見者用雞翎探吐膿血若兼痰壅氣急声小探吐不出者險急用三稜針刺少商穴出紫黑血仍吹服前藥緩々取效

清咽利膈湯 見紫喉風

冰硼散 見口部鵝口瘡

喉瘤

喉瘤鬱熱屬肺經多語損氣相兼成形如元眼紅絲裹或单或

雙喉旁生

註 此証由肺經鬱熱更兼多語損氣而成形如元眼紅絲相裹或单或雙生于喉旁亦有頂大蒂小者不犯不痛或醇酒炙煿或因怒氣喊叫犯之則痛忌用鍼刀宜服益氣清金湯以消瘤碧玉散點之即效

益氣清金湯

苦桔梗三錢　黄芩二錢　浙貝母去心研　麥冬去心

牛蒡子炒研各一錢五分　人參　白茯苓　陳皮　生梔子研

薄荷　甘艸生各一錢　紫蘇五分

竹葉三十片水三鍾煎一鍾食遠服渣再煎服

方歌　益氣清金肺熱攻注喉成瘤元脈形陳蒡苓蘇苦桔貝麥

冬梔薄艸參苓

消瘤碧玉散

硼砂三錢　冰片　膽礬各三分

共研細末用時以筯頭蘸藥點患處

方歌 消瘤碧玉點喉瘤開結通喉熱可捜君以硼砂冰片兌膽
礬末入患皆瘳

結喉癰

結喉癰發項前中肝肺積熱塞喉凶膿成若不急速刺潰穿咽
喉何以生

註 此癰發于項前結喉之上又名猛疽以其毒勢猛烈也蓋
項前之中經屬任脉兼肝肺二經積熱憂憤所致腫甚則
堵塞咽喉湯水不下其凶可畏若膿成不針向內潰穿咽
喉者則難生矣初宜服黃連消毒飲外敷二味拔毒散將

潰調理之法按癰疽腫瘍潰瘍門

黃連消毒飲

蘇木二分　甘草三分　陳皮二分　桔梗五分　黃芩五分　黃蘗五分

人參三分　藁本五分　防已五分　防風四分　知母四分　羌活一分

獨活四分　連翹四分　黃連一錢　生地四分　黃耆二錢　澤瀉二分

當歸尾四分

水煎食遠溫服

方歌　黃連消毒清毒火諸般火証服最良蘇木甘草陳皮桔芩蘗人參藁二防知母羌活獨活等連翹黃連生地黃黃耆

澤瀉當歸尾服後最忌飲寒凉

二味拔毒散治紅腫風濕諸瘡 痛癢疥一切蟲咬[illegible] 雄黄[illegible]

二味拔毒散明雄黄白凡等分爲末茶清調化鵝翎蘸掃患處

癢痛自止紅腫即消

夾喉癰

夾喉癰生喉兩旁肝胃毒熱發其瘡〻與結喉癰同治尤嫌痰壅不時嗆

註此癰一名夾疽生于結喉之兩旁屬足厥陰肝經足陽明胃經火毒上攻而致其治法與結喉癰同

口舌

口曰玉池

黄庭經曰玉池清水灌靈根註曰玉池者口也清水者津液也靈根者舌也

舌屬心

內經曰心在竅為舌又曰心氣通於舌心和則舌能知五味矣△舌者心之苗也門入△舌為心之官主嘗五味以布五臟為心之本脈繫於舌根脾之絡脈繫於舌傍肝脈循陰器絡於舌本腎之津液出於舌端分布五臟心實主之三經為四氣所中則舌卷不能言七情氣鬱則舌腫不能語至

如心熱則舌破生瘡肝壅則出血如湧脾閉則白胎如雪此舌之為病也得效

口唇屬脾

内經曰中央黃色入通於脾開竅於口故病在舌本又曰脾主口又曰脾在竅為口厶難經曰脾氣通於口脾和則能知五味矣厶心主舌脾主唇口心脾二氣恒相通也入門厶唇屬脾風則瞤動寒則揭縮熱則乾裂血虛則無色氣鬱則瘡腫唇有病則隨證以治脾可也入門厶六腑之華在唇四白内經

脉法

左寸洪數心熱口苦右寸浮數肺熱口辛左關弦數胆虛口苦洪實則肝熱口酸右關沉實脾熱口

甘洪數則口瘡或爲重舌木舌（脈訣）厶口舌生瘡脈疾洪速若見脈虛中氣不足（回春）

口舌主五味

心氣通於舌能知五味脾氣通於口亦能知五穀之味厶口之味熱勝則苦寒勝則鹹宿食則酸煩躁則澁虛則淡疸則甘勞鬱則口臭凝滯則生瘡口之津液通乎五臟臟氣偏勝則味應乎口得◇傷胃陽虛則口中無味傷脾陰虛則口中有味放（入門）△龍腦雞蘇元治胃熱口臭肺熱喉腥脾熱口甜膽熱口苦肝熱口酸及胃中鬱熱等證（方見血門）

口酸

肝熱則口酸木乘脾口亦酸小柴胡湯（方見寒門）加草龍胆青皮甚者宜當歸龍薈丸（方見五臟入門）

口苦

心熱則口苦或生瘡宜涼膈散方見火門瀉心湯方見五臟肝移熱於胆則口亦苦宜小柴胡湯加麥門冬酸棗仁地骨皮遠志心門△內經曰有病口苦者名曰胆癉此人數謀慮不決故膽虛氣上溢而口為之苦△又曰肝氣熱則胆泄口苦筋膜乾釋曰肝主謀慮胆主決斷盛汁三合胆或不決為之急怒則氣上逆胆汁上溢故口苦宜龍胆瀉肝湯主之綱目△苦宜益胆湯正傳

口甘

脾熱則口甘或臭宜瀉黃散方見五臟三黃湯入門△內經曰有病口甘者病名為何此五氣之溢名曰脾癉癉者熱也△胃熱則口甘胃虛則口淡以

口辛

肺熱則口辛宜甘苦湯（方見咽喉）瀉白散（方見五藏）厶肺熱喉腥宜服加減瀉白散

口鹹

腎熱則口鹹宜滋腎丸（方見便門）滋陰大補丸（方見虛勞口入門）

龍膽瀉肝湯

治口苦 柴胡一錢 黃芩七分 生甘草 人參 天門冬 黃連 草龍膽 山梔仁 麥門冬 知母各五分 五味子七粒 右剉作一貼 水煎空心服 忌辛熱物（綱目）

益膽湯

治謀慮不決 膽虛氣上溢口苦 黃芩 人參 甘草各一錢 遠志七分 官桂五分 苦參 茯神各三分 右剉作一貼 水煎服（河）

三黃湯 治脾熱口甘黃連黃芩梔子石膏芍藥苦蒐陳皮茯苓各八分白术甘艸各三分右剉作一貼入烏梅一個水煎服春口

加減瀉白散 治肺熱喉腥桑白皮二錢苦蒐一錢半地骨皮甘艸炙各一錢黃芩麥門冬各五分五味子十五粒知母七分右作一貼水煎剉服日二忌酒麪辛熱之物○一人膏粱喜飲因勞心過度肺氣有傷以致氣出腥臭唾稠粘口苦舌乾服此而愈寶鑒

口臭 口臭者胃熱也○虛火鬱熱蘊於胃中乃作口臭宜芎芷膏川入○口臭一證乃熱氣蘊積胸膈之間

扶熱而衝發於口也〇心勞味厚氣出腥臭宜
加減瀉白散方見上〇多食肉人口臭不可近宜神
功丸方見牙齒〇胃熱口臭宜龍腦雞蘇元方見血門加減
甘露飲升麻黃連丸〇吐膿血如肺癰狀口臭他
方不應宜消風散方見風門入男子髮灰清米飲調下
兩服可除升心〇一人病口臭如登廁雖親戚莫肯
與對語戴人曰肺金本主腥金為火所乘火主臭
應便如是也久則成腐〻者肺也此元氣則反無
水化也病在上宜涌之以茶調散方見吐門吐之去其
七分夜以舟車丸方見下門下五七行比朝而臭斷和子

芎芷膏

治口氣熱臭川芎白芷等分為末
蜜丸化實大每一丸臨臥噙芡得效

加減甘露飲 治胃熱口臭口瘡牙宣熱地黄生地黄天門冬黄芩枇杷葉茵陳枳殻石斛甘艸各一兩犀角三錢右為末每二錢水煎服此方有犀角一味甚有道理有奇效蘇本

升麻黄連丸 治口臭穢惡人不得近黄芩酒洗二兩黄連一兩生薑汁浸蓮花青皮升麻各五錢生甘艸三錢白檀香二錢右為末蒸餅和丸彈子大每一丸細嚼白湯下傳正

口糜 口糜有口瘡糜爛也○內經曰膀胱移熱於小腸隔腸不便上為口糜宜移熱湯柴胡地骨皮湯○臓腑積熱口舌生瘡宜局方涼膈散火方門見回春涼膈散亦可○口舌生瘡宜玉芝飲子升麻散黄

用龍石散或碧雪糝之硼砂元含化久年口瘡宜黑參丸入門○口瘡赤者心熱宜乳香散及天花粉末糝之白者肺熱宜没藥散青金散及黄柏華撥為末糝之良久以水漱口入門○口舌瘡糝藥見下可擇而用之

移熱湯

治口糜心胃壅熱口瘡糜爛導赤散方見五藏合四苓散方見大便各等分煎服內經曰膀胱移熱於小腸上為口糜好飲酒人多有此疾綱目

柴胡地骨皮湯

治膀胱移熱小腸上為口糜柴胡地骨皮各二錢半右剉作一貼煎服何間

回春涼膈散治三焦火盛口舌生瘡連翹一錢二分
黃芩梔子吉更黃連薄荷當歸生地黃
枳殼赤芍藥甘草各七
分右剉作一貼水服回春

玉芝飲子治膈熱口舌生瘡咽喉腫痛甘草炙二兩
藿香葉石羔煅梔子仁各一兩右為末每
一錢新水
調下垣東

升麻散治心脾有熱口舌生瘡破裂升麻玄參川芎
生地黃麥門冬各一錢大黃黃連黃芩甘草
各五分右剉作一貼入薑
三片棗二枚水煎服指南

鵰砂元 治口舌生瘡口臭寒水石二兩半鵰砂五錢馬牙硝一錢龍腦射香各五分右為末以甘艸五錢浸汁熬膏搜和作丸芡實大含嚥津下或取末摻之直指

黑參丸 治口舌生瘡連年不愈玄參天門冬麥門冬右等分為末蜜丸彈子大每噙化一丸丹心

虛火口瘡 口瘡服涼藥不愈者此中焦氣不足虛火泛上先用理中湯方見寒門甚者加附子丹心○陰虛者四物湯方見血門加知母黃柏虛火泛上甘艸乾薑為末細嚼嚥之

唇腫唇瘡 口破生瘡蓋心脾受熱所致也水浸黃連宜瀉胃湯薏苡仁湯芍藥湯入門○唇舌焦燥

重湯桃而飲之若大渴止飲竹葉石羔湯方見寒
口直指
門○唇瘡久不差八月藍葉擣取汁洗不過三日
差丹心○又白荷花瓣貼之神
效如口開裂出血者即止丹心
瀉胃湯治胃寔熱唇口乾裂煩渴便秘大黃二錢半
葛根一錢吉更枳殼前胡杏仁各五分右剉
作一貼入生薑
三片水煎服入門
薏苡仁湯治風腫在脾唇口瞤動薏苡仁防已赤小
豆炒甘艸炙各一錢半右剉水煎服得效
芍藥湯治脾火盛口唇生瘡或多食易飢赤芍藥梔
子黃連石膏連翹薄荷各一錢甘艸五錢右

剉作一貼水煎服回春

繭唇

口唇緊小不能開合飲食不得不急治則死此亦奇病名曰繭唇又曰緊唇亦曰瀋唇寔者瀉黄散方見五蒲瀉黄飲子腫者黄芪仁湯方見上熏用黄柏散白灰散傳之漸生○外用青皮燒灰猪脂調搽仍将青皮灰末每二錢酒調服之入門○亂髪露蜂房六畜毛燒灰猪脂調搽得效○又蛇脫皮或蟮螬燒為灰猪脂調傳得效

瀉黄飲子

治風熱蘊于脾經唇燥瀋裂無色升麻白芷枳殼黄芩防風半夏石斛各一錢甘艸

五分右剉作一貼入薑五片煎服生濟

黃柏散

治唇蜜黃柏二兩以五倍子蜜陀僧各二錢甘艸二分為末水調塗黃柏上炙乾再塗再炙藥盡為度然後將柏作薄片臨臥貼蜜唇上天明即愈門入

白灰散

治緊唇白布作燈炷如指大安斧刃上燃炷令汗出拭取付唇上日二三度故青布亦佳豬脂調付尤佳得效

舌腫

舌腫滿口氣不得吐者名曰木舌門入○木舌心脾熱壅也門入厶木舌者舌腫篦大漸漸腫硬滿口不

急治即塞殺人也綱目△木舌者舌腫硬不和軟也
百草霜芒硝滑石為末酒調傅之丹心△木舌治法
用紫雪二錢方見火門竹瀝和勻頻抹口中自消綱目◇
諸般舌腫脹取龍膽破毒散方見咽喉半錢以指蘸藥
擦舌上下噙津下丹心△一老人舌根腫起漸至滿
口熱甚去戴人曰血寬者宜決之以鈹鍼日延八
九次出血約二三盞漸覺腫消痛減去舌者心之
外候心主血故血出而愈可禾△舌腫宜黃連湯清
熱如聖散琥珀犀
角膏霜鹽散

黃連湯

治心火舌上生瘡或舌上腫燥裂或舌尖出
血或舌硬黃連酒炒梔子炒生地黃酒炒麥

門冬當歸酒洗赤芍藥各一錢犀角薄荷
甘艸各五分右剉作一貼水煎食後服春回

清熱如聖散

治舌下腫如核大破出黃痰後復發者
連翹一錢半黑參黃連各一錢天花粉
梔子仁各七分枳殼柴胡荊芥薄荷各五分甘艸
三分右剉作一貼入燈心一團水煎稍冷服春回

琥珀犀角膏

治咽喉口舌生瘡菌其效如神酸棗仁
茯神人參各一錢犀角琥珀朱砂各一
錢龍腦一字右細末蜜九彈子大每一九
以麥門冬煎湯化服一日用三五九門入

霜盐散

治舌急腫大百艸霜青盐等分為末井
水調塗舌上無青盐則白盐亦可門入

重舌

附舌根而重生小舌謂之重舌鍼刺去惡血即愈入門△根根下生形如舌而小謂之重舌其着頰裏及上腭如此者名曰重腭其着齒齦上如此者名曰重齦皆刺之出血可也綱目△重舌者心脾熱盛也宜青黛散入門△舌腫滿口不能言飲食不過名曰重舌蒲黃頻搽患處調竹瀝尤妙黃連煎湯頻咽之以瀉心火入門△黃柏末以竹瀝調塗又百艸霜焰硝滑石末酒調傳之入門△重舌用如聖勝金鋌方見咽喉以開關竅得效△重舌用紫雪方見火門和竹瀝塗之嚥其汁綱目

青黛散

治重舌黃連黃柏各三錢青黛馬牙硝朱砂各六分雄黃牛黃各三分龍腦鵬砂一分右

為末先以薄荷汁拭口中以藥末摻之咽瘡腫亦佳入門

重舌摻法

重舌極證用指去爪先于舌下筋上祭至根漸深深摻入如此三次又用指蘸水取項後燕巢上坑中筋自上赴下至小府深深摻入亦三次小兒若飲乳勝前則病去矣得效

木舌

與舌腫同治

舌衄

入門曰血從舌出謂之舌衄宜蚊蛤散〇又方蒲黃炒為末摻之即止又槐花炒為末摻之又赤小豆一升搗碎和水取汁服之本草〇又方髮灰二錢醋二合調服或摻之綱目

蚊蛤散

治舌上出血如泉五倍子白膠香

牡蠣粉右等分為末糝患處得效

舌長舌短

舌吐不收名曰陽強舌縮不能言名曰陰強醫鑑△傷寒熱病後犯房得病名曰陰陽易舌出數寸而死仲景△傷寒熱病後舌出寸餘累日不收以片腦為末糝舌上應手而縮須用五錢方愈醫鑑△一婦因產子舌出不能收周真見心以朱砂傳其舌令作產子狀以兩女扶挾之乃于壁外置瓦盆投地作聲：聞而舌收矣入門△是厥陰氣縮則舌卷而短厥陰者肝也肝主筋聚于陰器而絡于舌本故肝絕則舌卷卵縮樞靈△舌者心之官心病者舌卷而短樞靈

舌上生胎

舌者心之竅法應南方火本紅而澤傷寒邪氣在表者舌即無胎及邪氣傳裏津液相摶則舌生胎矣經明○舌上胎滑者以丹田有熱胃中有寒邪氣相傳入裏也仲景○寒變為熱者則舌上之胎不滑而澁是熱耗精液而滑者已乾也若熱聚于胃則為之舌黃金匱曰舌黃者下之黃自去若舌上黑色者又為熱之極也靈樞曰熱病口乾舌黑則死心開竅于舌黑為腎水〻火相刑故知必死理明△腎虛有火是為無根虛火舌色淡黑二三點用補腎降火之藥門入△舌胎用擦舌法△凡舌黑俱係危證惟冷而滑如淡黑然者乃無根之火也門入

舌

擦舌法

舌胎白而滑生薑蘸蜜擦之或以生薑蜜水洗之若舌胎黃赤燥澁者取新青布裹指蘸冷水頻ゝ擦之輕者易脫重者難脫必須火下之津液還而胎自退入門

生芒刺

舌生芒刺結熱甚也入門△舌生紅粟紫雪方見火和竹瀝塗之入門△勞心舌生瘡蘭宜琥珀犀角膏入門方見上△解熱舌胎乾澁如雪宜薄荷蜜冰蘗九入門△舌燥澁如楊梅刺者生薑切厚片蘸蜜千舌上指之其刺立消矣神效東垣

薄荷蜜

治舌上生瘡或白胎乾澁如雪語話不真薄荷自然汁與白蜜等分調勻傅之良先以生

薑厚片蘸蜜水揩洗後付藥因三△生薑蜜水揩洗後用硃砂雄黃鵝砂腦麝各廿許為末傳亦良效得

冰蘗元

治口舌生瘡粟黃柏薄荷鵝砂各等分龍腦減半右為末蜜丸彈子大噙化門入

口舌寸数

唇至齒長九分口廣二寸半齒以後至會厭深三寸半大容五合舌重十兩長七寸廣二寸半櫨盧

失欠

脫頷

凡欠伸頰車蹉跌但開不能合以酒飲令大醉睡中吹皂角末搐其鼻令嚏即自正因一○因欠輔車蹉不得張口人以兩手牽其頤以漸推之則復入矣當疾出其指恐咬傷效得○輔車開

不可合南星為末薑汁調付以帛縛合二宿而愈

去風也得效○頷骨脫令患人坐定用手揉臉百十遍將患人口張開用兩大拇指入患人口內拿定牙外用兩手指將下頦往上兜即入口正矣林醫△

治人笑欠口不能開及卒然牙關緊急水不能入以致不救即取鹽梅二箇取肉擦牙即當開口若不能合再用鹽梅肉擦兩牙住候開合當止却服治風藥方卜三

自嚙舌頰

靈樞曰帝問人之自嚙舌者何氣使然岐伯曰此厥逆走上脈氣皆至也少陰氣生則嚙舌少陽氣至則嚙頰陽明氣至則嚙唇○神聖復氣湯方見胸部治咬頰咬唇咬舌々根強硬如神埬

口流涎

涎口角流出而不禁者涎也指眞○涎者脾之液也○脾熱則涎出註内經○黃帝曰人之涎下者何氣使然岐伯曰飲食者皆入於胃〻中有熱則虫動〻則胃緩〻則廉泉開故涎下靈樞○一人口流涎不止喜笑舌瘖脉洪大用芩連梔柏蒼白术半夏竹瀝薑汁服之五日涎止笑息綱目○口角流涎不止口眼喎斜以通天愈風湯煎水吞下清心導痰丸五十粒而愈綱目○時常吐清水冷涎自下涌上者脾熱所致二陳湯方見痰飲加白术白芍藥升麻土炒芩連梔子神麯麥芽乾薑或丸或煎服門入

通天愈風湯

吉更三錢白术一錢半人參南星炒貝甘艸各一錢威靈仙連翹防風荊芥穗

甘草各五分 瓜蔞仁十五粒 右剉作一貼入薑三片水煎調荆瀝一呷薑汁少許温服綱目

清心導痰丸

天南星半夏並薑汁製各二兩白附子天花粉各一兩黃連炒鬱金各七錢半白殭蠶炒天麻薑活各五錢川烏鹽製二錢又為末薑汁糊和丸梧子大綱目

口噤不開

卒中風口噤不開難于下藥宜用開關散破棺散巴豆熏法龜尿解噤法○口噤者以烏梅肉和南星細辛末以中指蘸藥擦牙口自開直指○三陽之筋並絡入頷頰挾挾口諸陽為風寒所客則筋急故口噤不開資生

開關散　治卒中風目瞑牙噤天南星末五分龍腦一字右研和以中指蘸藥末揩齒二三十度其口自開每用半錢至一字端午日合尤佳門人○一名破棺散聖濟

巴豆熏法　治卒中風口噤不省巴豆去殼紙包槌油去豆以紙作撚條送入鼻內或加皂角末尤良或以前紙撚燒烟熏鼻內亦可春回

龜水解噤　治中風口噤不語取烏龜尿少許點舌下神妙取龜尿法以坐荷葉上用猪鬃鼻內刺之醫類

視唇舌占病

脾肺病久則虛而唇白脾者肺之母々子皆虛不能相營故名曰怯肺主唇唇白而光澤者吉白如枯骨者死錢乙〇血氣虛怯為冷所乘則唇青額黑唇青為寒錢乙〇足太陰氣絕又則唇反唇反者死唇者肉之本唇反者肉先死也靈樞〇舌卷而短若唇青即縮者必死肝絕故也綱目〇傷寒熱病口如魚口不能復閉而氣出多不反者死扁鵲〇病人口張者三日死扁鵲〇病人唇反人中滿者死扁鵲〇舌本爛熱不止者熱得效〇唇口俱腫赤者是熱極也唇口俱青黑者寒極也回春

小兒口舌病

小兒口瘡難用藥以天南星取中心龍眼大為末醋調塗兒腳心甚妙綱目〇白礬或

吴茱萸為末醋調塗脚心亦效綱目○小兒口瘡黄柏青黛等分片腦少許為末竹瀝調付之入門○乳母宜服瀉心湯方見五藏涼膈散方見火門○小兒口瘡薄荷計拭口内西瓜水徐ゝ飲之入門○巴豆肉一粒擣爛黄丹少許和捏作餅外用紙護貼眉心半刻許去之立效丹心○重舌木舌依上法治之○小兒弄舌者脾臓有微熱令舌絡微緊故時ゝ舒舌出也瀉黄散方見五藏徐ゝ服之若大病後弄舌者凶錢乙

口舌瘡糝付藥

宜赴宴散薫金散黄白散綠袍散碧雪換金散龍石散乳香散没藥散青金散

赴宴散

治口瘡五倍子一兩黄柏蜜炙紫色滑石各五錢右為末每取半錢糝口内奇效濟衆○又

方治赤白口瘡黃柏青黛密陀僧等分為末糝之丹心○又方治口瘡糜痛黃連黃柏黃芩梔子細辛乾薑各等分為末先以米泔嗽口後糝之回春○又方細辛黃柏炒等分為末糝口內吐涎即差丹心

熏金散

治熱毒生口舌瘡黃連細辛等分為末先以布巾嗽水拭淨患處乃糝藥吐涎即愈三因

黃白散

治口瘡并口中疳瘡如神黃柏孩兒茶枯白礬各等分為末先以冷米湯嗽口乃糝之回春

綠花散

治口瘡黃柏蜜炙一兩青黛三錢并腦二分右為末糝患處吐出涎即愈醫鑑

碧雪散

治口舌生瘡舌強腮腫喉閉蒲黃青黛鵬砂焰硝甘艸各等分為末以手指糝口中嚥津下得效

换金散 治毒熱口瘡乳薑黄連等分為末搽瘡上初若不堪應手即愈得效

龍石散 治口舌生瘡咽嗌腫塞寒水石三兩朱砂二錢半片腦二分右為末搽患處日三五次

乳香散 治赤口瘡乳香没藥各一錢白礬半錢銅緑少許右為末搽之綱目

没藥散 治白口瘡乳香没藥雄黄各一錢輕粉半錢巴豆霜少許右為末搽之綱目

青金散 治白口瘡急惡狀如木耳五倍子青黛各四錢為末油調貼瘡上喉中瘡爛以竹管吹入有涎吐之妙

口舌瘡外治法

宜茱萸散 如聖散

灑足法 化毒法

茱萸散

治口瘡及咽痛吳茱萸地龍等分為末米醋入生麪調塗足心神效得效〇或只用茱萸為末水調付足心亦愈得效〇治滿口生瘡草烏南星合一個生薑一塊為末每二錢醋調臨卧時貼手足心便愈本草

如聖散

治小兒口爛不能吮乳巴豆一粒或二粒去皮研爛不去油入朱砂黃丹各少許付紙上剃開兒顖上髮貼在顖門上如四邊起粟米泡即便用溫水洗去更用菖蒲水洗之便安如神簡易

濯足法

治下虛上壅口舌生瘡白礬二三兩爲末用熱湯化以浸足半日即效丹

化毒法

凡口瘡無問新久夜卧將自己兩丸以手左右交揉三五十遍睡覺行之三五度便差墟

酒客喉舌生瘡詳見內傷

諸蟲入口詳見救急

補斷舌方

治大人小兒偶含刀在口割斷舌頭已垂落而未斷用雞子白軟皮袋了舌頭用破血丹蜜調塗舌根斷血却以蜜調蠟稀稠得所敷在雞子皮上蓋性軟能透藥性故也常勤添敷三日舌

接住方去雞子皮只用蚕繭鈎數七日全安林醫○自行被跌仆穿斷舌心血出不止以鵝翎蘸米醋頻刷斷處其血即止仍用蒲黄杏仁鵰砂少許為末蜜調成膏噙化而安入門△治舌頭被人咬去取諸瘡門治下疳瘡藥先以乳香沒藥煎水噙口中止痛後抹上藥即長全有效即黑鉛水銀寒水石輕粉鵰砂五味方也回春△補唇舌方用鮮蟹燒灰每二錢同乳香沒藥各二錢半塗之即生肉如多去唇舌用川烏草烏為末攤紙一條以涼水調合貼之即不覺疼可用刀取如流血以陳石灰塗之即止愈後舌硬用白雞冠血點之即軟醫鑒

破血丹　天花粉三兩　赤芍藥二兩　薑黃　白芷各一兩　右為末每用少許乾搽或蜜調塗之醫林

單方　凡三十二種

白礬　治口瘡熱水半椀入白礬一撮待溫漱口數次愈種杏○生白礬為末付之亦效丹心　治口瘡取礬火煅為末付瘡上吐涎便差

膽礬　本艸○胆礬一塊百沸湯泡開含嗽即差綱目

百草霜　舌卒腫如猪泡狀滿口不治即死以霜細研醋調塗之立差丹心△治舌忽然腫破釜底墨研細醋調塗舌上下脫去更付入鹽尤佳先鍼決出血付藥尤妙綱目

井華水治口臭正朝取水含口吐置厠下數度即差本艸

鵰砂治舌腫脹出口鵰砂爲末生薑片蘸藥揩腫處即退綱目入口瘡鵰砂焰焇含口中以南星爲末

醋調貼足正傳神效

馬牙硝治舌腫取硝爲末付舌下日三本艸

升麻治口瘡及口氣痛還濃煎湯入塩頻〻含漱本艸

細辛治口臭及蠹齒腫痛煮取濃汁熱含令吐即差本艸

黃連

治口舌生瘡以好黃連取汁呷下立愈心丹

蒲黃

治重舌及舌生瘡微炒粉之即差本草○舌腫大滿口真蒲黃頻粉舌上且呷黃連湯瀉心火正傳

益智

治心氣不足口臭益智去殼加甘草為末乾嚥下或沸湯點服得效

香

除口氣臭莖煮作羹飲及土食得本草

射干

療老血心脾間咳唾言語氣臭取根煮湯飲之本草

香薷

治口臭甚捷丁香不及爲煮取汁或飲或漱為妙心丹

五倍子 治口瘡為末糝之便可飲食本艸○口瘡糜痛五倍子一兩蜜炙黃柏滑石各五錢銅綠二錢射香二分半為末糝之極效正傳○治脣緊唇五倍子訶子肉等分為末付貼唇上立效丹心

薔薇根 治口舌生瘡爛久不差濃煎汁稍稍含漱溫含冷吐即效冬取根夏取莖葉用本艸

白楊樹枝 治口瘡取枝漿水煎和鹽含漱本艸

檳榔 治口吻生瘡白爛者燒灰入輕粉少許乳糝之得效

黃柏 治口瘡如神蜜炒為細末塗之湯液○黃柏醋漬噙之亦愈本艸○心脾熱舌頰生瘡蜜炙黃柏與

十青黛為末糁之差卅本

苦竹葉及瀝治口瘡煎葉湯漱口取瀝塗之卅本

蜜瘡唇口瘡常含之卅本

螻蛄治口瘡以好墨研螻蛄細付之立效蓋螻蛄走小腸膀胱其效甚速綱目

蛇蛻治緊唇及重腭重齦燒為末先拭後付卅本

白梅治口臭常含之可以香口卅本

柚子
治飲酒人口臭可笑之人煎湯飲州本

甜瓜
主口臭甜瓜子作蜜丸櫻桃大每朝淨漱含化一丸○口瘡喉瓜中水州本

西瓜
治口瘡取瓜中漿徐徐飲之冬月則取皮燒灰噙之六丹

人乳汁
老人患口瘡不能食飲人熱乳甚良州本

亂髮灰
治口臭不可近亂髮灰一錢井花水調下空心說醫△舌腫亂髮灰水調下春回

羊乳
主小兒口瘡爛取乳常含嚥又治舌腫吮之差州本

萆麻子

治舌腫脹出口取油蘸
紙撚燒烟熏之即愈綱目

紫蘇葉

治飛絲入口舌間生泡取
葉細嚼白湯送下立效小汁

鍼灸法

口瘡取承漿合谷人中長強又取金津玉液各
出血綱目◇又取委中瀉後綹此二穴乃心火腎
水二經之表綱目△胆俞小腸俞各灸七壯又刺大
衝勞宮埭◇舌腫難言取廉泉金津玉液各以三
稜出血又取天突少商然谷風府綱目△舌卷取液
門二間綱目△舌縱涎下取陰谷綱目△舌急取瘂門
舌綫取風府生資△凡舌腫脹甚先刺舌尖或舌上
或舌傍出血惟舌下廉泉穴禁鍼回春△紫唇不能

閉合夾手虎口男左女右又夾承漿三壯效得 △凡舌腫舌下必有噤虫狀如螻蛄卧蚕有頭無尾以頭少白可燒鐵烙々頭上即消用三◇舌腫如猪胞以鍼刺舌下兩傍大脈血出即消切勿刺中央脈血不止則死若誤刺以銅筯火燒烙之或醋調百艸霜塗之消史自消此患人多不識失治則死效得

牙齒

齒者骨之餘

齒者骨之餘腎主營養呼吸之門戶也效得 △齒者骨之所終髓之所養腎寔主之故效得 經云腎衰則齒豁精盛則齒堅虛熱則齒動搖 △牙齒骨屬腎之標也門入

上下齦屬手足陽明

牙齒是手足陽明脉之所過上齦隸于坤土乃足陽明胃之所貫絡也止而不動下齦嚼物動而不止手陽明大腸之脉所貫絡也埬

齒病惡寒惡熱

靈樞曰胃惡熱而喜清冷大腸惡清冷而喜熱乙足陽明胃絡脉入齒上縫其病喜寒飲而惡熱飲手陽明大腸絡脉入齒下縫其病喜熱飲而惡寒飲入門△熱牙痛怕冷水冷牙痛怕熱水不怕冷熱乃風牙痛入門○胃有實熱上齒痛尤甚宜清腸散方見火門大黃酒蒸為君加知母石羔升麻為佐煎水頻頻含嗽即愈埬○上片牙痛亦屬足少陰腎經虛熱宜細辛湯下片牙痛屬

手陽明歷熱有風宜白芷湯醫鑒○微惡寒飲大惡熱飲宜立效散東垣

細辛湯

細辛一錢半　蔓荊子　鼠粘子各一錢　升麻　黃連　防已各七分　黃柏　知母並酒炒各五分　薄荷三分　蓽撥一分　右剉作一貼水煎服醫鑒

白芷湯

防風　荊芥　連翹　白芷　薄荷　赤芍藥　石膏各一錢　右剉作一貼水煎服醫鑒

立效散

治牙齒痛不可忍微惡寒飲大惡熱飲　草龍胆酒洗三錢　防風一錢　升麻七分　甘艸炙五分　細辛三分　右剉作一貼水煎去滓以匙抄在口中漱痛處少頃即止如多惡熱飲加龍胆一錢東垣

牙齒盛衰

内經曰女子七歲腎氣盛齒更髮長三七腎氣平均故真牙生而長極丈夫八歲腎氣實髮長齒更三八腎氣平均故真牙生而長極五八腎氣衰髮墮齒枯八八則齒髮去〻而落也〇兒生八月板齒始生真牙謂牙床窮處最後生者也類聚

牙齒異名

口前兩大齒謂之板齒其兩傍長者謂之牙通謂之齒其牙齒之根謂之齦亦曰牙床類聚

脉法

右關脉洪數或弦而洪脾胃中有風熱牙痛尺脉洪大而虛者腎虛主齒動疎豁相火上炎而痛醫鑒

〇齒痛腎虛尺濡而大火炎尺洪疎搖豁壞古寸關數或洪而弦此屬腸胃風熱多涎回春

牙齒痛有七

牙齒之痛因胃中濕熱上出于牙齦之間適被風寒或飲冷所鬱則濕熱不得外達故作痛也寒是標故外用辛温擦漱之藥熱是本故內服辛涼散熱之劑[illegible]○宜用擦牙方謝傳笑去散下方見○手陽明之支脈入齒中則齒浮虛則宣露扶風則上攻頭面痛齒則變成齲脫搖○齒痛有開口呷風則痛甚者胃中有風熱也有開口則臭穢不可近者腸胃中有積熱也有齒根腫而痛者胃熱也有痛而搖動者腎元虛也有孔而痛者虫蝕也醫鑑○呷風痛甚開口臭穢俱宜當歸連翹飲回春○寒者堅牢而痛熱甚則齒動搖齦袒脫作痛不已東垣○得清涼痛甚者為寒口吸涼風痛

止若為熱細目○齒痛有風熱風冷熱痛寒痛毒痰瘀血虫蝕

風熱痛

風熱者外風與內熱相搏齒齦腫痛膿汁臭穢宜犀角升麻湯方見面門煎以荊芥湯含漱入門

風冷痛

風冷若齒齦不腫不蛀日漸動搖宜溫風散煎以開笑散含漱入門

熱痛

熱痛者腸胃積熱齒齦腫爛○氣臭穢宜涼膈散方見火門加知母石羔升麻為佐酒蒸大黃為君嚼嚥即愈東垣○如風熱被風冷鬱而作痛宜當歸龍膽散入門○久年齒痛黑爛脫落者必吸涼稍止乃膏梁濕熱之火調胃承氣湯方見寒門加黃連下之入門○胃熱齒痛喜冷惡熱宜清胃散瀉胃湯滋陰清胃

九○一婦人齒痛極若須騎馬外行吸涼風則痛止至家則痛復作此陽明濕熱之盛調胃承氣湯加黃連下三五行外用蒺藜散擦牙即愈東垣○洒容牙疼以冷水頻含漱入門

寒痛

容寒連腦頭連齒痛宜羌活附子湯方見頭痛揚稍散

細辛散◇冷證齒痛宜香椒散方見下○宜熱皆痛

者為其熱痛宜當歸龍胆散東垣

○此證與厥逆頭痛同當參看

毒痰痛

熱則生痰毒氣上攻灌注經絡最熱發痛外證

痰盛咳唾直指○宜二陳湯方見痰飲加細辛枳殼生薑大棗烏梅煎服○仍以薑黃蓽撥等分煎湯候溫以舌浸湯內涎自流出效直指

瘀血痛

風熱扶攻齦間，令血出瘀滯不消，掣痛潰刺，宜犀角地黃湯方見血門，或加減甘露飲方見上，加升麻。入門

○取五靈脂醋煎汁，含嗽即效。得效

◇齒痛齲數年不愈，當作陽明畜血治之，桃仁承氣湯方見寒門，細末叅丸梧子大，服之。好飲過多者多得此疾，屢服有效。海藏

蟲蝕痛

凡人飲食不能潔齒，腐臭之氣淹漬日久，齒齦有孔，虫蝕其間，蝕一齒盡，又度其餘，至如疳蛋，皆其種類，必殺虫而後痛止。直指

○齒病變成骨槽風，出骨血露者，宜玉池散。入門

○齲者，齒蠹也，謂齒虫蝕而痛也。本艸

◇虫痛宜一笑散、揩鹽散、蜂窩散、定痛散。

○兼用取牙虫法。

竇氏喉科

三

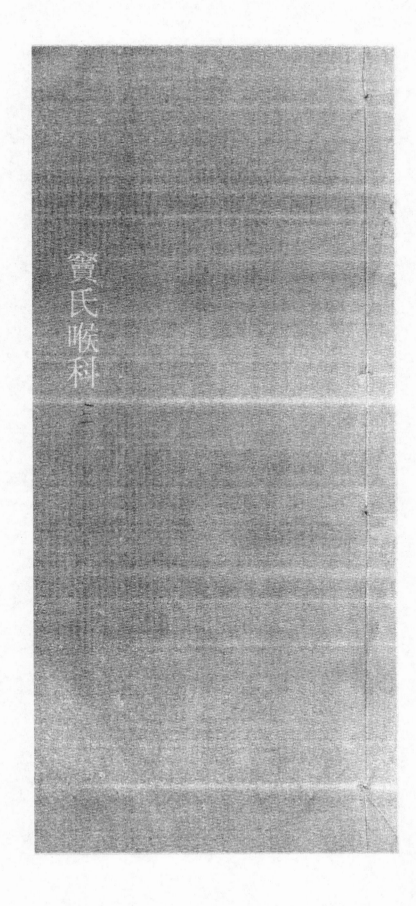

當歸連翹飲治齒痛呷風瘡甚開口臭穢當歸生地黃川芎連翹防風荊芥白芷羌活黃芩梔子枳殼甘艸各七分細辛三分右剉作一貼水煎服不拘時回春

溫風散治風冷齒痛當歸川芎細辛白芷蓽撥藁本露蜂房各一錢右剉水煎服仍含漱吐之入門

清胃散治胃熱上下齒痛不可忍牽引頭腦滿面發熱其痛喜冷惡熱升麻二錢牡丹皮一錢半當歸生地黃黃連各一錢右剉一貼水煎微冷服東垣

瀉胃湯治牙痛如神此胃熱也當歸川芎赤芍藥生地黃黃連牡丹皮梔子防風荊芥薄荷甘艸

各一錢右剉作一貼水煎服（春回）

滋陰清胃丸 治陽明經血熱上下牙床腫痛紅爛肉縮齒根露者石膏煆醋淬二兩當歸酒洗生地黃酒洗梔子鹽水炒牡丹皮各一兩黃連酒炒知母當歸根防風各七錢升麻白芷各五錢生甘草節四錢右為末蒸餅和丸菉豆大米飲下百丸（春回）

定痛散 治蟲牙痛甚當歸生地黃細辛乾薑白芷連翹苦參黃連川椒桔梗烏梅甘草各一錢右剉作一貼水煎含漱後嚥下（春回）

牙齒搖動

齒齦宣露動搖者腎元虛也宜八味丸方見虛勞滋陰補腎入門○牙齒宣露動搖宜白牙散香鹽散漱搖方見下○齒根動搖宜服還少丹方見虛勞獨活散○周齒羊脛骨灰二錢當歸白芷猪牙皂角青鹽各一錢為末擦牙上得效

獨活散

治陽明風熱攻注齒齦宣露動痛獨活羌活川芎防風各一錢六分生地黃荊芥薄荷各一錢細辛七分右剉作一貼水煎服丹心

牙齒脫落

牙床腫痛動搖黑爛脫落宜清胃湯神功丸羌活散兼用固齒散玉池散方見下

清胃湯
治牙床腫痛動摇黑爛脫落皆屬手足陽明
二經石羔末二匙梔子炒連翹牡丹皮條芩
各一錢生地黄酒洗黄連炒各八分升麻白芍藥
煨吉更各七分藿香五分甘艸三分右剉作一貼
水煎食
遠服回春

神功丸
治多食肉人口臭不可近牙齒疳蝕脫落升
麻一錢半蘭香葉當歸身藿香木香各一錢
黄連縮砂各五分生地黄酒洗甘艸生各三分
右為末蒸餅和丸菉豆大白湯下一二百丸東垣

羌活散
治風濕寒犯腦痛牙齒齦動摇祖脫紫胡五
錢麻黄防風各三錢羊脛骨灰二錢羌活一

錢半艸豆蔻一錢當歸身六分蒼朮升麻各五分
藁本白芷枝桂各三分細辛少許右為末溫水漱
口淨搽之其
痛立止東垣

塞耳藥止牙痛方

宜用雄黃定痛膏殺虫丸塞耳藥哭來笑去散治牙疼方

雄黃定痛膏

治牙痛大蒜二枚細辛焰硝各三錢雄黃一錢猪牙皂角四錢右為末蒜膏擣為丸梧子大每一丸將綿子裹藥左邊牙疼放在左耳右邊塞右耳良久痛止神效綱目

殺虫丸

治虫牙痛好砒礵不拘多少量加黃丹少許以黃腊熔成一塊旋用旋丸如黃豆大用白

綁包裹留尾，如右牙疼則塞右耳，左牙疼則塞左耳，兩邊疼則塞兩耳，必深入耳孔，一夜其虫即死，永不復、痛矣。醫鑒

塞耳藥

治牙疼，取壁錢包胡椒末，如左邊疼塞左耳，右疼塞右耳，手掩枕之側卧，少刻額上微汗即愈。醫鑒

哭來笑去散

治牙齒痛神效。雄黃、乳香、胡椒、射香、蓽撥、良薑、細辛各等分為末，每用少許吹男左女右鼻中立止。如牙痛腫，用紙卷藥末在内作條，醮香油點着，燎牙痛處，條燒盡痛即止。醫鑒

治牙疼方

雄黄沒石各一錢細辛半錢右為末若左邊痛用少許搐入左鼻又吹入右耳若右邊痛搐右鼻又吹入左耳得效

出牙虫殺虫法

治蛀虫小尾片上置油拌韭子燒烟閣在水椀上恰用漏升覆之以蚱牙受滴卄口中烟其牙內虫如針者皆落水椀中黑效細目

〇治牙虫痛韭菜頭連根洗淨擂爛同人家擀板上泥和勻搽痛處腮上用啼貼之一一時噴取出細虫在泥上出可以絕根得效

〇治積年虫窟雀麥艸以苦瓠葉三十枚洗淨一宿平朝取艸在長一寸黄一寸厚五分以瓠葉裹縮作果子取醋浸之

至日中取雨裹炮令極熱貼山肉齒外熨之冷則易取銅器盛水鮮裹洗之得虫多至三四十少則一二十枚若有黃赤色少者白色針〇人方莨菪子三合盛瓶內將青銅錢十文燒令赤投瓶中候莨菪子作聲有烟出以筆管引烟氣熏于痛齒虫出痛即止無莨菪則用葱子韭子亦可出虫針

韭子丸 治虫牙痛韭子全蝎各一兩乳香雄黃各二錢半右為末熔黃蜡和丸彈子大磁瓶內燒灰丸以紙蓋口以筆管引烟熏牙孔其虫盡出以藥瓶安于水中其虫撲在水中針

一笑散 研成膏和飯作丸綿裹安于蛀孔內即愈 瞿

治牙虫痛不可忍神效川椒為末巴豆一粒

牙齒疳䘌瘡 宜血竭散神功丸方見上射香散玉池散方見
下治牙疳藥〇天泡瘡後牙疳詳見瘡類

血竭散 治牙疳臭瘡久不差蒲黃一錢龍骨枯白礬各一錢寒水石煅四錢血竭五分右為末取少許糝瘡上以紙封貼丹心

麝香散 治疳䘌牙齦臭爛出膿水枯白礬青黛胡黃連蘆薈各二錢半蝦蟆灰半錢射香二分半右為末每半錢糝付患處加梧桐淚二錢半尤妙指直

治牙疳藥 信砒青黛輕粉各一錢射香五分右為末香油攤紙上用木槌槌定收起臨臥以漿

水漱淨可療口大小以藥紙封之至曉去藥紙漱淨勿嚥三次必效垣東

牙齒黃黑不瑩淨石羔細末砂鍋細末各二兩

齒黃黑

零陵白芷青鹽升麻各二錢半細辛一錢麝香半錢右為細末每早晨取少許擦齒上溫水漱口吐出名白牙藥心丹

齦間努肉漸長此乃齒壅取生地黃汁一鍾

消齒壅法

皂角數片火上炙熱淬地黃汁內再炙又淬以汁盡為度晒為末傅之即縮入〇一婦人平日好食動風物尤嗜蟹一日齒間壅出肉漸大不能開口有一道人傳此方即愈

或朴硝為末付之亦消繼

牙齒漸長

牙齒逐日漸長開口難爲飲食蓋髓溢所致只服白术末和水服及煮水灌漱自愈（得效）

鬪齒

牙齒被傷打欲落點𣏓五錢天靈蓋紅內消白芷各二錢右為末齒動摻上即安或已落有血絲未斷者亦可摻藥齒齦間之門入◎搭打傷搖動牙齒蒺藜根燒灰貼動牙即牢名蒺藜散（竹塢）

齒衄

入門曰血從齒齦出謂之齒衄又曰牙宣胃牙齒屬腎如陽明傳入少陰二經相併血出於牙縫如吐者人多不覺其為牙血以凉水漱口則血止少頃又來者是外用綠袍散內服解毒湯（方見傷寒）合犀角地黃湯或生地芩連湯（方見下）

○齒衄宜荆槐散鬱金散小薊散

綠袍散

治齒縫出血不止，黃連、薄荷、芒硝、青黛各等分，右為末，入龍腦少許，搽牙床即止。入門

荆槐散

治牙宣出血，荆芥穗、槐花炒各等分，右為末，常搽，或煎服。得效

鬱金散

治齒齦出血，鬱金、白芷、細辛各等分，右為末，常搽牙，仍以竹葉、竹茹入鹽煎水含漱。得效

小薊散

治牙宣出血，百草霜、小薊、香附子、蒲黃炒各五錢，右為末，常揩牙齒上，立止。得效

又方

齒縫出血，以鹽湯常漱，漱口，仍以鹽末塗之。○青竹茹醋浸一宿，含漱。又竹葉濃煎，入鹽含漱。又濃煎茗湯含漱，皆妙。本艸 ○治牙疼，牙宣出血，香附子末，姜汁浸一宿，漱口後揩齒。得效 ○滿口齒

出血地骨皮煎湯先漱後喫綱目

齘齒

凡人睡中上下齒相磨切有聲謂之齘齒亦曰憂齒亦曰咬齒治法取患人臥席下塵一撚納口中勿令知即差類聚○傷寒熱症咬齒及小兒咬牙並見各門

去痛齒不犯手方

取疼痛齒不犯手川椒細辛各一兩艸烏蓽撥各五錢右為細末每少許揩痛齒自落本艸○取蛀牙法鵝砂朱砂各一錢砂二錢川烏尖七箇附子尖十四箇蟾酥七個砒二錢右五月五日合為末取少許揩牙上牙落後以防風荊芥甘艸煎湯漱吐本艸○落牙方馬肉剉

八兩信砒巴豆肉各五錢為末右和勻用石器盛
候小虫焙乾研末擦牙疼處宜些無點上隨落妙
綱目○取牙方龍肝　陳石灰　鴈肥一箇收
龍肝納肥內陰乾為末用時宜些少點牙根上即
落切忌墜入口內種杏

落齒重生方

雷公云長齒生牙賴雄鼠之骨末牙齒若
折多年不生取雄鼠脊骨作末揩折處齒
立生如故本草○牙落重生方雄鼠一部取骨法取
鼠剝去皮用硇砂擦上三日肉爛化盡以骨尾上
焙乾用香附子一兩白芷　川芎桑白皮地骨皮蒲
公英川椒旱蓮艸青鹽川　皮各三錢右為細末

擦百日其齒復生良驗醫鑑○又方取未開眼嫩老鼠三四個外用白芷白芨青鹽細辛當歸熟地黄各五錢先將五味研為末入地黄搗爛如泥和勻作一餅包老鼠在內外用濕紙包裹文武火燒盡烟絶取出研為末擦上即生牙醫鑑○又方雄雞黄雌雞糞各十四顆右炒乾研末入射香少許先于齒不生處以鍼刺令血出糝藥老人二十日少者十日當出不拘傷損及自落者皆生針○烏雞雄雌糞皆畜收之舊麻鞋底三物燒為末入射糝之一月生齒名雄雌散針

食酸齒齼

人多食酸便牙齒軟謂其水生木水氣弱木齼故如是嚼○齒齼細嚼胡桃肉解之本艸

齒病塗擦方

齒痛宜謝傳笑去散、香椒散、鹹鬼散、蝎梢散、細辛散、當歸龍胆散、擦牙方、擦牙止痛方、腎虛胃熱牙痛方、固齒散

謝傳笑去散

治牙齒痛乳香沒藥雄黃胡椒兩頭尖烏藥右等分為末擦患處吐涎即愈入門

固齒散

大鼠一個去肉取骨川椒炒乳香各二兩香附子炒白蒺藜炒青塩各一兩右為末每日擦牙永無齒病回春

香椒散

治冷證齒痛香附子川椒破故帋各二錢華擦一錢右為末入炒塩二錢擦牙上得效

馘鬼散

治胃熱牙痛黃連胡桐淚荊芥穗薄荷升麻羊脛骨灰等分射香少許為末擦之神效東垣

蝎梢散

治大寒犯腦牙痛羊脛骨灰二錢半麻黃一錢半艸豆蔻皮一錢羌活五分桂枝升麻防風藁本黃芪各三分白芷當歸身柴胡各二分全蝎梢少許右為末擦牙上東垣

細辛散

治大寒犯腦頭連齒痛麻黃三錢桂枝羊脛骨灰各二錢半羌活艸豆蔻各一錢半當歸四分藁本蒼朮各三分防風柴胡升麻白芷各二分細辛一分右為末先以溫水漱口以藥擦之東垣

當歸龍膽散

治寒熱齒痛升麻黃艸龍胆黃連艸豆蔻各一錢生地黃白芷當歸梢羊脛骨

灰各五分右為末擦之塌東

擦牙方

凡牙齒痛必用胡椒蓽撥能散其中浮熱監以升麻寒水石佐以辛涼薄荷荊芥細辛之類牙痛用清涼藥便痛甚者宜從治之蓽撥細辛川椒荊芥薄荷樟腦青鹽為末擦之心丹○又方荊芥薄荷細辛胡桐淚等分射香少許為末擦牙熱加馬牙硝冷加川椒川入

擦牙止痛方

黃蠆蜂窠一個以川椒填滿其竅更以白鹽一錢封口燒存性入白芷羊脛骨灰各一錢同研為末先以茶清漱口乃擦之有孔則以藥塞其孔立愈傳正

腎虛胃熱牙疼方

羊脛骨灰四兩石羔五兩升麻生地黃各五錢黃連一錢胡桐淚三錢龍胆艸半錢右為末擦牙以水漱去門入

宜用玉池散荊芥湯開笑散

齒病含漱方

椒鹽散蜂窩散牙疼噙漱藥

玉池散

治風虫牙痛動搖潰爛或遂成骨槽風出膿血骨露地骨皮白芷細辛防風升麻川芎當歸槐花藁本甘艸各一錢右剉作一貼入生薑三片黑豆百粒煎熱漱冷吐心丹

開笑散

治風冷齒痛白芷細辛良薑蓽撥川椒香附子露蜂房各等分右為末每三錢水煎含漱

或擦之直指

椒塩散 治虫牙痛川椒白塩露蜂房各一錢右剉入葱白三莖煎水熱漱冷吐直指

蜂窩散 治風牙虫牙痛不可忍露蜂房白蒺藜川椒艾葉葱根荆芥細辛白芷各一錢右剉水醋同煎熱漱冷吐回春

牙疼嗡漱藥 蜂房一個每一孔内納胡椒川椒各一粒用椀盛之入水令滿加黄柏如指大三片于内以碟盖住用帋封固重湯煮一炷香盡取出候温嗡漱良久吐之醫鑒

脩養固齒法

百物養生莫先口齒不漱不洗損蠹之媒凡若毒酒毒常伏于口齒之間莫若時時洗漱之為佳也晨起洗畢灑漱一口吐出掌中就掌滌眼自覺光明終身行之可為妙法直指○齒宜朝暮叩以會神一云以集身神若卒遇凶惡當叩左齒三十六名曰打天鍾若辟邪穢叩右齒名曰槌天磬若存念至真叩中央齒名曰鳴天鼓養性○凡人患齒不能食果菜者皆齒露也為鹽湯含漱叩齒神效類聚○每晨起以一捻鹽納口中以溫水含揩齒及扣齒百遍為之不絕不過五日齒即牢密千金○凡飲食訖輒以濃茶漱口煩膩既去而脾胃不知凡肉之在齒得茶漱滌不覺脫去而不煩

挑剔也蓋齒性便若緣此漸堅牢而齒蠹且自去矣延壽○食畢漱口數過齒不蛀養生家晨興叩齒永無齒疾延壽○附齒有黃黑色物似爛骨之狀者名為齒淋治齒者先看有此物即用削刀掠去之否則齒不着齦也針○一人十年得風疾上下齒常痛切相叩甚有聲響緣此得壽一百二十歲抱朴

齒病禁忌

齒病勿食油及乳香針○患齒者忌脂麻油乳香及桂心若犯之即重發針○凡人好患齒病多由月蝕夜飲食之所致也所以日月蝕未平時特忌飲食針

視齒色占病

病人唇腫齒焦者死脾腎絕也扁鵲○病人齒忽變黑者十三日死少陰絕也扁鵲○病

人陰陽俱竭其齒如熟小豆者死扁鵲

單方

凡二十七種

有如神散

白礬 治牙齒腫痛枯白礬露蜂房等分為末每二錢水煎熱含痛處吐之本艸

雄黃 殺齒虫取為末和棗肉作丸塞虫孔本艸

膽礬 治虫牙痛○齒痛落盡膽礬末和人乳汁擦痛齒上及孔中日三痛止齒復生百日如故本艸

白鹽 治齒根宣露動搖以鹽末擦之熱湯含漱百遍不過五日齒即牢固本艸○齒衄鹽湯漱即止本艸

○百荷盐末擦牙固齿尤良

青盐 入肾入骨能固齿擦嗽並佳得○治一切牙疼青盐二两白盐四两用川椒四两煎汁拌炒二盐為末擦牙上仍用温水含漱吐之洗眼尤妙入門

升麻 治口齒齦腫痛牙根浮爛出膿血煎湯服之仍頻令漱本艸

白蒺藜 治風牙痛及疳　為末二錢入盐一匙水煎帶熱含漱之能止痛固齿入門

骨碎補 治牙齒痛動搖血出取二兩剉炒令黑色為末盐漱後揩齒根良久吐之綱目○骨碎補銅

刀切片銅鍋炒以槐枝攪至微黑色住火停冷入
炒至老黑色研為末無時揩牙極能堅骨齒固痛
不復作如牙動揩將落頸々
用之立住再不復動揩 霧紫

細辛 治風冷齒痛又治牙痛
細辛白芷煎湯含漱 綱目

苦參 治齒痛煎湯日漱三升 漢史
五六日愈仍灸列穴

天仙子 即莨菪子也主齒痛出虫 本艸 ○虫牙痛當孔
咬之虫出 本艸 ○虫牙痛天仙子燒烟以竹筒
抵牙引烟薰之其
虫即死永差 綱目

巴豆

治牙痛巴豆一粒煨熟去壳大蒜一瓣剜其中安巴豆合定綿裹隨患處塞左右耳中（本艸）◇虫牙痛巴豆肉一粒川椒末一錢右末飯丸麻子大綿裹塞孔中（直指）◇治虫牙痛巴豆肉一枚香油燈上燒過填入孔中（綱目）

胡桐淚

治風疳䘌齒牙疼痛骨風：勞為末擦之（本艸）○治口齒為最要之物（本艸）○寒牙痛勿用（綱目）

川川椒

堅齒髮除齒痛（本艸）○齒痛醋煎含漱吐之（本艸）○凡齒痛惟籍川椒麻痺熱痛勿用（直指）○牙齒痛川椒露蜂房等分為末每二錢入鹽一匙水煎含漱吐之名如神散（局方）

郁李根　治齒痛堅齒本艸○齒齲腫痛郁李根白皮切水煮濃汁含漱冷即易吐出虫即愈本艸

白楊樹皮　治牙痛醋煎含漱吐之本艸○齒痛白楊樹皮或葉煎湯含漱吐之類聚

露蜂房　治牙齒痛煎湯含漱本艸○虫痛有孔蜂房細辛煎湯含漱本艸

啄木鳥　劉木愈齲作齲○蛀牙有孔痛啄木鳥舌尖綿裹當痛處咬之立差本艸○牙齒疳䘌啄木鳥燒為末納孔中不過三度差本艸

蟾酥　主虫牙痛取少許入孔中泄出吐之勿嚥本艸○牙齒痛蟾酥用銀硃摻和為丸如蘿蔔子大搽

上患處便不疼至三九吐膿泄数口便愈綱目

蜘蛛治牙疳臭蜘蛛殼為末入胭脂射香付之指直○入大蜘蛛燒為末入射香付之指直

杏仁牙齦痛杏仁百枚鹽一錢水一升煮令沫出含漱吐之三度差州本○杏仁燒研如泥綿裹納蠹齒孔中能殺虫州本○風虫牙痛針刺杏仁清油燈上烟熏乘熱擦痛處上連用七個永絕不痛效得

絲爪蛀牙痛先以溫水含漱出虫又以絲底燒存性為末擦之目綱○風虫牙痛霜殺老絲底燒存性為末擦痛處立止效得

雄雀屎主齲齒取屎綿裹塞孔中日一易本艸

鹿茸能生齒固齒令不老末服丸服皆佳本艸

羊脛骨灰能堅齒治腎虛齒搖動常擦之妙入門○牙齒疎豁須用之丹心

牛齒固牙齒取殺牛齒三十枚火煅為末取二錢水煎熱漱冷吐且以末擦之搖動者皆牢固本艸

馬夜眼治風虫牙痛馬夜眼以刀刮起如米大板○孔或咬在痛處瀝出涎勿嚥即差斷根得效

鍼灸法靈樞曰齒痛不惡清飲取足陽明上齒痛亦如之齒痛惡清飲取手陽明下齒痛亦如之○手

陽明有入口偏齒者名曰大迎下齒齲取之足大陽有入口偏齒者名曰角孫上齒齲取之得效○手陽明之別名曰偏歷主齒寒痛宜取之内經○牙痛牙槽取大絡灸之治上牙齒痛二間灸之治下牙痛委中鍼之又足内踝兩尖灸之治上牙痛龍京在列缺上青脉中灸之治下牙痛承漿風府合谷内廷治上牙痛綱目○齒痛灸列缺七壯永不痛又灸肩髃七壯又灸耳垂下牙盡骨上三壯得效○齒痛以綫量手中指至掌後橫紋折為四分去三分將一分于橫紋後臂中灸二壯隨左右得效○牙疼屈手大指本節後陷中灸三壯初灸覺牙疼再灸覺牙有聲三灸痛止永不復作恐足陽谿大也立

痛炎右〻痛炎左〔資生〕〇牙疼而藥不效炎耳當三壯立止〔回春〕〇口齒蝕生瘡炎承漿〔正傳〕

咽喉

咽與喉各異

靈樞曰咽喉者水穀之道也喉嚨者氣之所以上下者也會厭者音聲之戶也懸雍者音聲之關也〇內經曰喉主天氣咽主地氣人曰地氣通于嗌註曰嗌謂咽喉下接連胃中肺氣棄之間也嗌即咽之底處也咽即嚥之高處也〇喉者候也咽者嚥也咽接三脘以通胃故以之嚥物候通五臟以系肺故以之候氣〻喉嗽咽飲然明白〔欬得〕〇咽者胃之系喉者肺氣之所通咽以喉

物喉以候氣理一而分殊也直指〇咽者嚥物之門户也綱目

咽喉會厭與舌其用不同

咽與喉會厭與舌此四者同在一門而其用各異喉以納氣故喉氣通于天咽以納食故咽氣通于地會厭管乎其上以司開闔掩其喉則其食下不掩之則其喉錯必舌抵上齶則會厭能開其喉矣會厭與舌四者交相為用闕一則飲食廢而死矣子和

咽喉度數

靈樞曰咽門重十兩廣二寸半至胃長一尺六寸〇喉嚨重十二兩廣二寸長一尺二寸子和〇仙經曰絳宫重樓十二吸人之喉嚨管有十二節養性

脉法

兩寸脉浮洪而溢者喉痺也脉微而伏者死正傳

○咽喉之脉兩寸洪溢上盛下虛脉忌微伏回春

咽喉之病皆屬火

內經曰一陰一陽結謂之喉痺痺與閉同

註曰一陰謂心主之脉一陽謂三焦之脉也三焦心主脉並絡喉氣熱內結故為喉痺

○一陰肝與心包一陽膽與三焦四經皆有相火火者痰之本痰者火之標也入門

○少陰君火少陽相火二脉並絡咽喉君火勢緩則熱結而為疼為腫相火勢速則腫甚不仁而為痺痺甚不通而痰塞以死矣入門

○咽喉之疾皆屬火熱故數種之名輕重之異乃火之微甚故也微而輕者可以緩治甚而急者惟用砭刺出血最為上策正傳

咽喉病名

咽喉之病有单乳蛾雙乳蛾单喉閉雙喉閉纏喉風急喉痺懸雍垂梅核氣尸咽穀賊骨鯁咽痛咽瘡○咽喉懸癰關要所係病不急療皆能殺人（直指）○咽喉病十八種後世強名者故不錄

单乳蛾雙乳蛾喉閉

其形似乳蛾一為单二為雙（醫鑑）○单蛾風者其形圓如小筋頭大生於咽喉關上或左或右關下難治雙蛾風者有兩枚在喉關兩邊亦圓如小筋頭大關下難治（得效）○其乳蛾之差小者名曰喉閉（醫鑑）

○喉痺多是痰熱丹心○纏喉風喉閉之證皆由膈間素有痰涎或因酒色七情不節而作火動痰上壅塞咽喉所以內外腫痛水漿不入可謂危且急矣丹心○喉痺者謂喉中呼吸不通言語不出而天氣塞也○綱目○宜用如聖勝金錠解毒雄黃元牛黃涼膈元七寶散胆礬散雞內金散備急丹龍腦膏青龍胆吹喉散實火宜清涼散虛火加味四物湯

如聖勝金錠 治咽喉急閉并單蛾雙蛾結喉重舌木舌等證硫黃川芎臘茶薄荷川烏硝石生地黃各等分為末生葱汁和匀一兩分作十錠每取一錠先以涼水灌漱次嚼薄荷五十葉却用

藥同嚼以井水嚥下甚者連進三服方局

解毒雄黃元

治喉閉口噤水漿不下危急者雄黃水飛鬱金各二錢半巴豆十四粒去皮油右為末醋麵糊和丸菉豆大茶清下七丸如口噤則以醋磨化搐入鼻中須臾吐利稍瘥即醒方局

牛黃涼膈元

治咽喉腫痛口舌生瘡頷頰赤腫熱痰壅塞馬牙硝寒水石煅石膏煅各二兩甘艸炙一兩牛胆南星七錢半紫石英煅水飛五錢牛黃龍腦麝香各二錢半右為末蜜和兩作三十丸每一丸薄荷湯嚼下方局

七寶散 治喉閉及雙單蛾猪牙皂角一鋌全蝎十箇去毒鵬砂雄黄白礬胆礬各一錢右為細末每取一字吹入喉中即愈心丹

胆礬散 治咽喉痺膧塞胆礬半錢全蝎二個右為末以鷄羽蘸藥入喉中須臾破開聲出次用生荷葉研細井水調下流毒涎即愈未吐再服

鷄内金散 治喉閉單雙蛾蠟月鷄肶胵裏黄皮陰乾細末一錢菉豆粉三錢右生蜜和作三九噙化神效必用

備急丹 治咽喉閉，青黛、牙硝、白殭蠶各一兩，甘草四兩。右爲末，臘月牛膽有黃者盛藥，藏四十九日，爲末吹入喉中，神效。綱目

龍膽膏 治喉痺腫痛。薄荷葉一斤，甘草三兩，防風、川芎、桔梗各二兩，焰硝一兩，白豆蔻三十粒，縮砂五粒，片腦一錢。右爲末，蜜丸彈子大，噙化嚥下。

青龍膽 治咽喉閉塞腫痛及單雙蛾，神效。胆礬盛于青魚胆內，陰乾爲末，吹入喉中立效。無青魚則蠡魚胆代之，臘月甚佳。活人

吹喉散 治咽喉腫閉塞胆礬五錢無胆礬則代以綠礬入青魚胆内風乾無青魚則代鯉魚胆巴豆七個去売焰硝二錢半另研銅青一錢輕粉五分青黛一字右將胆礬同巴豆于銅銚内飛過去巴豆合焰硝等四味再入射香少許目網每用一字吹入喉中吐出痰血立愈

清涼散 治実火咽喉腫痛吉更一錢半梔子連翹黄芩防風枳売黄連當歸生地黄甘草各七分薄荷白芷各三分右剉作一貼灯心一團細茶一撮水煎春曰

加味四物湯 治虚火喉痺喉痛喉瘡最能降火吉更甘草各一錢半熟地黄白芍藥各七分

當歸 川芎 黃柏蜜水炒 知母 天花粉各五分 右剉作一貼水煎入竹瀝一鍾服(回春)

急喉痺

靈樞曰痰發咽喉名曰猛疽此疾治遲則咽塞咽塞則氣不通氣不通則半日死○喉閉而暴發暴死者名曰走馬喉痺(醫鑒)○夫喉之為會厭者經謂之吸門是也以其司呼吸主降升為人身緊關之橐籥門戶也若夫卒然腫痛水漿不入言語不通死在須臾誠可驚駭(傳正)○宜速用針法吐法以救之藥不得下當以曲竹管灌藥入喉為妙(類聚)○急喉閉其聲如鼾有如痰在喉響者此為肺絕之候宜人參膏救之用薑汁竹瀝放開頻頻服之如未得參膏先煎獨參湯救之早者十全七八次

則十全四五遲則十不全一也(細目)○孫兆治渚元從急喉以藥半錢吹入喉中少頃吐出膿血立愈渚謝曰大急之急非明公不能救非藥不能療贈金百兩願求其方孫曰猪牙皂角白礬黃連等分瓦上焙為末耳既授以方不受所贈春口○牙關緊者須開閉用一字散二仙散毒結宜如聖勝金錠解毒雄黃元(方並見上)龍腦破毒散奪命散玉鑰匙金鑰匙巴豆烟○推喉氣不通冷水徐灌之(居山)

龍腦破毒散

治急慢喉閉腫塞不通芒硝四兩青黛白殭蚕甘草各八錢蒲黃五錢馬勃三錢龍腦射香各一錢右為末每一錢井水調膏細嚥即吐出血便愈如不是喉痺自然消散也無芒

硝代以焰硝御院

一字散

治急喉纏喉風咽喉堵塞水穀不下牙關緊者不省人事豬牙皂角七錢雄黃二錢生白礬藜蘆各一錢蝎梢七枚右為末每一字吹入鼻吐痰入門

二仙散

治急喉閉及纏喉風危急胆礬一錢白殭蠶一錢右為末吹少許入喉中入門

奪喉散

治急喉閉枯白礬白殭蠶炒鵬砂皂角各等分右為末吹少許入喉中痰出即差丹

玉鑰匙

治急喉閉及纏喉風焰硝七錢半鵬砂二錢半白殭蠶一錢二分半龍腦一字右為末以

竹管吹半錢入喉中神效直指

金鎖匙 治急喉閉纏喉風 朱砂三分二厘 枯白礬胆礬各一分六厘 鵬砂一分二厘 熊胆 焰硝 片腦 射香各一分 右爲末吹半錢入喉中醫鑒

巴豆烟 治喉閉危急宜開關 巴豆肉以紙壓取油用命作撚子點燈吹滅以烟熏鼻中一時口鼻流涎千關自開經驗 ○又方巴豆肉綿裹隨左右塞鼻中左右俱塞則左右俱塞立通入門 ○巴豆乃斬關奪關之將熱則流通之理以熱攻熱不防礙也丹心

纏喉風

熱結咽喉腫遶于外且麻且痒腫而大者名曰纏喉風醫鑒○纏喉風自耳邊過順下赤兒者是也大槩內外皆腫者為纏喉風得效○纏喉風之證先兩日胸膈氣緊出氣短促忽然咽喉腫痛手足厥冷氣閉不通頃刻不治卅○纏喉風屬痰熱其咽喉裏外皆腫者是也卅○宜用解毒雄黃元如聖勝金錠龍腦破毒散一字散二仙散玉鑰匙巴豆烟七方見上雄黃散佛手散白礬散冰梅丸方見下兼用針法吐法乃效

雄黃散

治纏喉風危急巴豆七粒三生四熟生者去殼生研熟者去殼灯上燒存性研乳桑黃茹

二片雄黄一塊細研鬱金一枚研右再研細每服半字茶清少許調下如口噤咽塞以竹管吹入喉中須臾吐清即安矣得效

佛手散 治纏喉風神效芒硝一兩白殭蚕五錢甘艸二錢半青黛一錢右為末取少許搽喉中如閉甚以竹管吹入類聚

白礬散 治急喉閉及纏喉風白礬三錢巴豆三個去殼分作六片右銚器同炒候礬枯去豆取礬為末水調灌下或吹入喉中或烏鷄子清調灌入喉中類聚

懸雍垂

懸雍生于上腭雖不關于咽喉所以暴腫者抑亦熱氣使然也指直○懸雍謂之帝鍾懸雍腫而垂下有長數寸者謂之帝鍾風宜用塩礬散不可針破針則鍼人得效○懸雍者音聲之關若臟腑伏熱上衝咽喉則懸雍或長而腫也宜吹喉散玄參散鵝砂散繫頰○腎傷寒咽痛及帝鍾腫昔點針以蛇床子于瓶中燒烟令病人吸入喉中立愈卅入

塩礬散

治懸雍垂長咽喉妨悶塩化白礬枯

右為末以筋頭蘸藥塗其上即差差本

吹喉散

治懸雍下垂腫痛及一切咽喉疾胆礬白礬焰硝片腦山豆根辰砂雞内金焙右為極細

末以竹管吹少許入喉中即效（同春）

玄參散

治懸雍腫痛垂長　玄參一兩　升麻　射干　大黃洒洗各五錢　甘草炙二錢半　右剉五錢水煎微溫時〻含嚥（類聚）

鵬砂散

治同上　鵬砂　馬牙硝　滑石　塞水石各五錢　龍腦　白礬各三錢　右細末新水調半錢（類聚）

梅核氣

七情氣鬱結成痰涎隨氣聚積堅大如塊在心腹間或塞咽喉如梅核粉絮樣咯不出嚥不下每發欲絕逆害飲食宜四七湯（見得效氣門○○方）男女或有留喉之間梅核作恙者觸事勿怒飲食勿冷（直指）

○梅核氣者窒碍于咽喉之間咯不出嚥不下如梅核之狀是也始因喜怒太過積熱蘊隆乃成厲痰鬱結致斯疾耳宜加味四七湯加味二陳湯鑒醫

加味四七湯

治梅核氣妙不可述紫蘇葉半夏厚朴赤茯苓陳皮枳寔南星縮砂神曲各一錢青皮七分白豆蔻六分檳榔益知仁各三分右剉作一貼薑五片水煎服鑒醫

加味二陳湯

治同上二陳湯加枳殼吉更黃芩梔子蘇子白豆蔻各七分右剉作一貼入薑三片水煎服鑒醫

尸咽

尸咽者陰陽不和脾肺壅盛風熱毒氣不能通故令尸蟲發動上蝕于喉或痒或痛如䘌之候也直指〇與傷寒狐惑同當參考

穀賊

穀賊者穀芒強澁藏于米而誤食之滯于咽門不能傳化故風熱並聚與血氣搏結遂令肺刺也不急治亦能殺人直指〇誤吞稻麥芒在咽間不下急取鵝口中涎灌之即下盖鵝涎能化穀也綱目

治穀賊方

琥珀　松脂各五錢　硼砂二錢半　乳香一錢二分半　右為末熔黃臘和丸芡寔大常含化嚥津類聚〇又方　馬牙硝研細綿裹半錢含化嚥津以差為度又鍼刺痛處出黑血塩湯漱口類聚

咽喉痛門

咽痛云嗌痛者謂咽喉不能納唾與食而地氣閉塞也云喉痺咽嗌痛者謂咽喉俱病天地之氣並閉塞也蓋病喉痺者必兼咽嗌痛咽嗌痛者不能兼喉嗌也(綱目)○咽痛者風邪客于喉間氣鬱而熱故為咽痛(直指)○咽喉乾枯常如毛刺吞咽有礙者風燥也荆防敗毒散(方見寒門)加薄荷黃芩半夏倍吉更入生薑煎服(入門)○咽喉痛鵰砂或和膽礬白殭蚕白梅肉和含人必用荆芥玄參(丹心)○咽喉痛宜上清元加減薄荷煎元龍腦膏(方見上)荆芥湯必用方甘桔湯金消丸清火補陰湯絳雪散

上清元 治咽喉腫痛口舌生瘡能

秘薄荷葉一斤　縮砂四兩　甘草二兩　防風　黃芩　吉更各一兩

右為末蜜和兩作二十丸每一丸含化咽之奇效

加味薄荷煎元治風熱咽喉腫痛薄荷葉八兩防風川芎白豆蔻各一兩縮砂甘草各五錢龍腦五分吉更二兩右為末蜜和兩作三十丸每二丸含化咽之藥節

荆黄湯治風熱結滯咽喉腫痛大便秘澁荆芥四錢大黄一錢右剉水煎空心服川八

必用方甘桔湯治風熱咽喉腫痛或咽喉痺神效吉更二錢甘草荆芥防風黄芩薄荷各一錢右剉作一貼水煎徐徐服加玄參一錢尤妙必用

金消丸 治咽喉腫痛黄柏荆芥射干黄芩各等分右為末蜜丸如桃大每一丸含化類聚

清火補陰湯 治虚火上升喉痛喉閉或生瘡玄參錢白芍藥熟地黄各一錢當歸川芎黄柏童便炒知母生天花粉甘草各七分右剉作一貼水煎入竹瀝二匙溫服節齋

勻喉乾燥痛四物湯方見血門加吉更荆芥黄柏知母水煎服立已正傳

絳雪散 治咽喉熱痛腫塞寒水石煆五錢鵬砂馬牙硝朱砂各一錢龍腦半錢右為細末每一字摻入口中咽津直指

傷寒咽痛

傷寒喉痹瘂皆有咽痛詳見本門鄉伏氣之病謂非時暴寒中人伏于少陰經始不覺旬月乃發先發咽痛次必下利脉微弱古方謂之腎傷寒宜用半夏桂甘湯（治）○少陰客寒咽痛宜甘吉更吉更湯荆芥湯（方見下）

半夏桂甘湯

治腎傷寒咽痛半夏薑製桂枝甘草各二錢右剉作一貼入薑五片同煎候冷徐〻呷之（人治）

甘桔湯

治腎傷寒（少陰客）咽痛半夏薑製吉更三兩甘草一兩右剉五錢水煎徐〻服之加鼠粘子竹茹

各一錢治咽痛尤妙海藏

苦莄湯

治同上苦莄一兩甘草二兩右剉五錢水煎如上法服之海藏○二味等分名如聖湯直指

咽喉瘡

咽瘡者胃脘寔熱熏炙上焦發為白頭赤根宜發聲散直指○咽喉生瘡痛多屬虛火上行無制客於咽喉宜用人參荊芥蜜炙黃柏綱目○咽喉生瘡勿用生薑辛辣故也綱目○楊梅天疱瘡服輕粉毒氣流注多作咽瘡潰爛詳見諸瘡門○咽喉瘡宜用利膈湯牛蒡子湯清火補陰湯加味四物湯方見上通隘湯方見下佛手散發聲散治喉痺生瘡方

利膈湯 治咽喉生瘡薄荷荊芥防風吉更人參鼠粘子炒甘艸各一兩右為末一錢沸湯點服

咽痛加白殭蚕本艸

牛蒡子湯 治咽喉腫痛牙關緊急或生瘡癰或愈後後攻胸脇氣促身熱不能坐卧牛蒡子二錢玄參犀角升麻黄芩木通吉更甘艸各一錢右剉水煎食後服入門

佛手散 治風熱咽喉腫痛生瘡薄荷葉二兩芒硝一兩甘艸七錢吉更蒲黄各五錢青黛二錢右為末取少許乾掺或以竹管吹入喉中丹心

發聲散

治咽痛生瘡妨悶黄瓜蔞大者一個吉更七錢半白殭蚕炒五錢甘草炒二錢右為末每取少許乹糝如咽喉腫痛右左有紅或一邊紅紫長大此藥加朴硝一錢和勻糝之如喉中有小白頭瘡前藥入白礬末半錢和糝目綱

治喉痺生瘡方

喉痺乳蛾腫痛生瘡潰爛水漿不入死在須臾用巴豆肉細辛等分為末用紙捲藥在中兩頭撚緊從中剪斷塞入兩鼻中一時頭頂米涼咽喉即開杏種

咽喉生瘡令開聲不出者秘傳降氣湯方見氣門去涼皮加黄芩服之曾服涼藥自利聲音有

喉痺失音

壞背亦用秘傳降氣湯救之○咽痺失音宜用通隘湯增損如聖湯荊芥湯通關飲吉更湯神效散○喉閉生瘡失音聲啞紫雪神效方見火門

通隘散 治喉痛生瘡聲啞白硼砂二錢孩兒茶青黛滑石寒水石各一錢蒲黃馬牙硝枯白礬各六分黃連黃柏各五分片腦二分右細末煉化白砂糖和丸芡實大臥時舌壓一丸自化入喉神效一方以葦筒吹入少許入喉中亦神效醫鑑

增損如聖湯 治咽喉痛妨悶語聲不出吉更二兩甘艸炙一兩半枳殼防風各五錢右末

三錢煎水入酥如棗許攪服綱目

荆芥湯

治喉痺腫痛語聲不出咽之甚如吉更二兩甘草一兩荆芥穗五錢右為麄末每取四錢入薑三片水煎呷服三因

通關散

治喉痺腫痛不能言語此從治之法無不愈吉更二錢甘草炙一錢半人參白朮赤茯苓各一錢防風七分荆芥薄荷乾薑炮各五分右剉作一貼水煎服正傳

苦更湯

當治咽喉腫痛聲破難語苦更甘草各一錢半當歸馬勃各一錢麻黄五分白殭蠶黄芩各

三分桂枝少許右剉作一貼水煎服東垣

神效散 治喉痺語聲不出荆芥穗萆麻肉等分爲末蜜丸皂角子綿裹含化〇又方猪牙皂角和霜梅爲末噙之三因

天行喉痺 時行咽痛宜用普濟消毒飲子方見瘟疫〇喉痺一鄉皆相似者屬天行運氣之邪火忌酸藥點之寒藥下之鬱其邪於内不得出也綱目〇天行喉痺取鴨觜膽礬末半錢吹入喉中吐痰立愈如無膽礬以透明綠礬代之正傳

咽喉急閉宜鍼

咽喉急閉皆屬相火惟砭刺出血最爲
上裳正傳○喉痺因熱血不散故也凡治
此疾暴者必先發散發散不愈次取痰取痰不愈
次去污血宜鍼之綱目△凡喉閉急證速用鍼刺出
血并豁吐痰涎爲要若遲緩不救則死回春△火鬱
則發之砭刺出血即汗之之義也血出多則愈有
鍼瘡者薑汁調熟水時時呷之凡關上血泡最宜
鍼關下不見者令病人含水一口用蘆管尖刺鼻
孔出血妙入門△一婦人患喉生蛾不肯刺泡九思
云我有一藥須新筆點之乃藏針在筆頭內刺血
出即愈入門○咽喉腫痛惟腎
傷寒及帝鍾風者忌鍼入門

咽喉急閉宜吐

凡喉痺勿論大人小兒非吐不可，如胆礬石綠之類為末，薄荷汁入醋同調，以鵝翎蘸藥送入喉內，徐徐引痰吐出為佳〔濟氏〕。△喉痺多屬痰，宜用吐法〔丹心〕。△宜用吹喉散引痰直捷法去涎方，或用好醋熗漱吐痰亦妙。

吹喉散　治喉閉腫痛。綠礬五錢，入青魚胆內風乾，巴豆七個去殼，朴硝二錢半另研，銅青一錢，輕粉五分，青黛少許。右將膽礬同巴豆于銅銚內飛過，去巴豆，合朴硝等四味，再入射香少許，每用一字吹入喉中，吐出痰血立愈〔正傳〕。

引痰直捷法

治喉痺冬月青魚膽用白礬入內臨用加百艸霜炒鹽少許醋調以鴨毛蘸藥引吐痰出如無魚膽用白礬半兩巴豆肉十枚同枯過去巴豆用礬如上法吐痰神效吐後用金鎖匙方見上吹之常服必用一方甘桔湯最妙方見上○入門

去涎方

治喉痺豬牙皂角五錢膽礬一錢半青黛五分右爲末醋糊和丸櫻桃大每一丸以熟絹裹在筋頭上用好醋潤透將藥點在喉癰上咬着筋其涎如水即觧後服防風通聖散方見風門○丹以

咽喉閉通治

火性急速故病發則暴悍或針或吐以宣其毒此急則治標之法也必須兼以內經

從治之法以吉更甘艸玄參升麻防風羌活荊芥
人參白朮茯苓之類等加乾薑附子為嚮導徐々
頻與不可頓服此為治之大法也切不可驟用寒
涼之藥殊不知上熱未除中寒復生至于發喘發
脹皆為不治之證傳正◇喉痛必用荊芥喉虛火炎
必用玄參○咽喉腫痛諸症皆用清涼散上方見
加減用之◇通用氷梅丸龍腦川芎元清咽利
膈散必用方春回心丹吉甘湯上方見龍腦破毒散上方見金鎖
匙上方見琥珀
犀角膏方見口吉

冰梅丸

治十八種喉痺俱效又治喉風腫痛如神天
南星三十五個大半夏白礬白鹽防風朴硝

各四兩吉更二兩甘艸一兩棟七分熟大梅寔一百箇先將硝鹽水浸一伏時然後將各藥碾碎入水拌勻方將梅寔置于水中其水淹過梅子三指為度浸七日收出晒乾又入水中浸透晒乾鍊藥水乾為度方將梅子入磁罐封蓋如霜衣白愈佳用時綿裹噙在口中徐徐咽汁下痰出即愈春回○

入門有皂角

四兩無甘艸

龍腦川芎丸

治咽喉諸病通利七竅爽氣清神除熱消痰消風化滞

薄荷葉五兩三錢　吉更一兩半　川芎　防風　甘艸各一兩　白豆蔻五錢　片腦三錢　縮砂仁二錢

右為末蜜和每兩作二十丸每

一丸細嚼茶清下滴化亦可御院
中之加減薄荷煎元同而分兩異
通治乳蛾喉閉等證吉更連翹各一錢

清咽利膈散

大黃芒硝元明粉荊芥各七分片芩梔子
薄荷防風玄參黃連金銀花甘草各五分其大黃
芩連梔子並酒炒右剉作一貼水煎溫服食後臨臥

咽喉不治證

凡咽喉閉毒氣歸心胷前腫滿氣煩促下
部洞泄不止者死效得○凡喉痹初發胷膈
氣促咽喉腫痛手足厥冷氣閉不通即死門入○凡
咽喉瘡不可納用涼藥艸藥目前取效上熱未除
中寒復起毒氣乘入腹胷前高腫上喘下泄手
足爪甲青紫七日後全不食口如魚口者死門入

魚骨

鯁凡骨鯁在咽不下用玉屑無憂散三因◇凡治鯁
之法皆以類推如鸕鷀治魚鯁磁石治鐵鯁髮
灰治髮哽狸虎骨治骨哽各從其類也三因◇諸魚
胆皆下骨鯁鱖魚鱔魚鯽魚胆皆可用臘月收者
尤佳取　皂子許温酒化呷之若得吐便出未吐
更飲温酒但以吐為妙未吐更服本艸△南鵬砂噙
化其骨脫然而失得效△貫眾濃煎一盃半分三服
連進片時一哈而骨出得效△縮砂甘艸末綿裹含
嚥即吐出丹心◇野苧根洗淨爛擣如泥取櫻桃大
如鷄骨以雞糞化下如魚骨以魚糞化下立出丹心
△魚骨横喉中鯉魚鱗皮燒作屑和水服即出本艸
△魚骨在肚中刺落可煎吳茱萸汁一盞飲之骨

軟石出綱目△萱艸根汁飲之即下綱目△海獺皮煮汁飲水獺亦可又鸕鷀或魚狗鳥燒灰和飲服即下本艸◇鳳仙花子水研取汁以匙送入咽喉下勿犯齒無子用根醫學◇宅角末吹鼻得嚏即出類聚

獸骨

更在咽不下象牙磨水嚥下梳篦皆可用得效◇桑骨木上虫屑米醋煎灌漱自下得效◇將狗倒吊起涎小盛碗徐徐嚥下其骨化為水如神以狗善食諸骨也回春◇諸凡肉骨鯁鷄足一對燒灰水調服類聚◇獸骨鯁虎骨為末水調服狸骨亦可煮汁服亦佳本艸◇雞骨魚骨鯁白梅肉擂成大丸子綿裹用線穿在內令藥送下扯住線頭在手一嘔即出回春

玉屑無憂散 治諸骨鯁不下，纏喉風。寒水石煅，硼砂各三錢，玄參，貫衆，滑石，縮砂，山豆根，黄連，甘艸，赤茯苓，荊芥穗各五錢。右爲末，每一錢抄入口，以新水嚥下。效得

引鯁法 鯁在咽不下，發牛筋或鹿筋清之，索繫令大如彈丸，持筋端吞之，候至鯁處，徐徐引之，鯁着筋即出。本艸○又法：綿絮一小塊，以黃蠟煮，用如上法即出。效得○嚼韭白令柔，以線繫中，吞韮到鯁處引之，鯁即隨出。本艸○一方用韭白，如上法，以茶嚥下，引之亦出。醫鑒○弓弦捶令頭散，吞引之亦出。

治諸鯁不下，以淨器盛新汲水一盞，捧之面東方俗

呪法 默念云：謹請太上東流順水，急急如南方火帝

符令刺一氣合七遍即吹一口氣入水中如此七次以水與患人飲立下或云用此呪水可以食鍼

禳法 并刺竹鑷鑒

治人鯁不下另取魚骨一根插于患頭髮內不必言須臾即下古種

誤吞諸物

誤吞金銀物在腹中取水銀服之令消烊出也目瞯○金見水銀則如泥故吞金服物者服半兩即消出本草◇誤吞金銀及銅錢縮砂濃煎湯服之其銅自下又葧薺研爛取之其銅自化又堅炭為末米飲調服從大便瀉出如烏梅狀內◇誤吞銅錢鉄物葧薺澁食須臾自化去試將一錢并

葧薺四五枚同嚼其錢立碎類聚○多食胡桃其銅
自爛回春○胡粉一兩水調分兩服亦出本艸○誤吞
錢服煉蜜二升即出又飴糖一斤漸漸盡食之便
出誤吞環及釵都服之亦出本艸◇誤吞銀釵箸或
竹木不得出多食白糖至數斤當裹物自出類聚○
小兒吞錢不得出煮葵汁冷飲即出根葉子同功
本艸○誤吞釵薤白暴令萎黄煮熟勿切食一大束
釵即隨出本艸○誤吞針磁石如棗核大磨令光鑽
作竅絲穿令含針自出本艸◇又方用蠶豆煮熟同
韭菜與之針與菜從大便而出一方用椛豆門入◇
誤吞竹木梗喉不下故鋸燒赤淬酒中熱飲之一
法鐵斧磨水灌下亦效本艸○誤吞釘并箭鏃針錢

等筑多食猪羊肉肥脂必自裹出（本艸）○誤吞銅錢等物多食肥猪肉葵菜自出（類纂）○誤吞鈎連線者莫引之急以珠璫或琥珀珠水晶珠薏苡子貫着線推至鈎處引之自出（類纂）○誤吞桃杏喉不下狗頭煮湯摩頭上差（本艸）○誤吞髮繞喉不出亂髮灰水調一錢服人舊本油梳燒為末酒調服（本艸）誤吞蜈蚣在喉悶甚急取生猪血令病人吃

誤吞諸虫

須臾以清油灌口中其蜈蚣（綱目）滚在血中即吐出繼以雄黄末水調服解其毒（綱目）○誤吞水蛭入腹久必生育食人肝血腹痛不可忍面目黄瘦能令人死用田中乾泥一小塊小死魚三四個將猪脂熔匀用巴豆十枚去皮研爛入泥内為丸菉豆

大用田中冷水吞下十九須臾大小水蛭皆下却
以四物湯方見血門加黄芪煎服調補入門○水蛭入腹
濃茶多服自下種杏○誤吞水蛭宜食蚕即化為水
又田中泥作丸櫻桃大白水和下一丸蛭即下春田
凡二十八種有
聖烟筒吹喉散

單方

白礬

治咽喉閉明白礬末一錢巴豆肉一粒同熬乾
取礬為末吹入喉中涎出自愈指直○纏喉風白
礬末半錢烏雞子清一個調
匀灌入喉中立效如神目烱

朴硝

治喉痺神驗含口中細〻嚥汁立差馬牙硝焰
硝同功州本○咽中瘡腫朴硝一錢草麻子去皮

一粒同研新水
和服即效目細

鵬砂

治咽喉痺最為要切含化嚥津州本○治穀賊
鵬砂馬牙硝等分為末綿裹半錢州本含嚥汁指值

升麻

治咽喉痺痛剉
煎取汁含之州本

馬蘭根

治喉閉垂死取根擣絞取汁稍〻嚥之口噤
者灌下葉及子同功子則取四十九枚為末
水調服葉則取
二兩水煎服州本

牛蒡子

治喉痺取子一合半生半炒為末熱酒調下
一錢又牛蒡子六分馬蘭子八分為末煖酒

調一錢服

立差州本

苦茰

療咽喉痛及喉痺吉更甘州等分水煎細呷之

◇喉痺深腫連頰吐氣數者名馬喉痺取二兩剉水三升煎至一升分三服州本

射干

主喉閉水漿不入採根擣取汁細呷之治喉痺最捷或釅醋同研取汁噙引出涎更妙心門

草麻子

治喉痺及咽腫生瘡取子去皮一箇朴硝一錢新水同研服連進取效心丹○又法草麻子取肉槌碎紙卷作筒燒烟吸之治喉痺名聖烟筒正傳

馬勃　治喉閉咽痛以蜜揉拌小以水調呷（本艸）〇人同白礬等分為末以鵝翎管吹入喉中吐痰妙（綱目）

皂莢　治急喉閉槌碎去皮子挼水一盞灌下或吐或不吐即安（得效）

蠡魚胆　治急喉閉取少許點患處藥至即差痛深則水調灌之臘月收者佳（本艸）

壁錢　治喉痺雙乳蛾壁錢窩一箇取患者腦後髮梳一根纏定錢窩灯上以銀簪挑而燒之存性為末吹入患處立消（回春）〇又壁錢燒存性白礬枯髮等分為末吹入喉中治喉痺名吹喉散（醫鑑）

蠐螬　治喉痺取汁點在喉中即喉開（本艸）

蛇蜕 治喉閉燒為末吹入喉中又治纏喉風氣不通蛇蜕炙黄當歸等分為末酒服一錢愈本艸

蚯蚓 治喉閉取汁吞之咽喉即開本艸

白殭蚕 治急喉閉為細末薑汁調灌下立愈本艸〇又殭蚕炒白礬生等分為末白梅肉和丸皂子大綿裹含化嚥汁差搥

螻蛄 治咽喉哽噎又治諸物骾不下取腦吞之本艸

石蟹 治咽喉腫塞檮紋取汁灌之即開本艸

雄雀糞 治咽喉閉塞口噤取糞細研溫水調灌半錢本艸

雞子 開咽喉又治咽喉塞生雞卵一枚去黃留白着米醋煻火沸起就熱飲醋盡一二次即差綱目

絲瓜花上飛蛾 治咽喉腫痛閉塞燒爲末吹入喉中神效俗方

梨汁 治喉痺熱痛上好消梨杵取汁頻飲之多服爲良正傳

蘿蔔汁 治喉痺水穀不下取汁徐徐咽之即愈綱目

飴糖 治魚骨鯁不下作丸如雞子黃大呑之若不大作丸嚼下之爲妙本艸

飲咽瘋治喉痺用好

米醋

醋噙漱吐痰爲妙回春

大麥麵

治纏喉風食不能下取麵作稀粥令嚥之既消膩容易下咽以助胃氣本艸

脂麻

治穀賊炒爲末湯點服之直指

鍼灸法

喉閉少商合谷尺澤皆針之丹以◇喉痺困惡血不散故也砭出惡血最爲上策綱目◇咽喉腫痺鍼風府主咽喉諸病及毒氣歸心等項惡證無不效又鍼少商咽喉腫痛皆治之又鍼合谷又鍼上星治頰腫纏喉風證等又鍼足三里得效◇喉痺刺手少陰即神門穴綱目◇喉閉刺手足少陽井即關衝

歌陰埬◇喉痺乳蛾取少商照海大衝埬◇咽喉
閉塞取照海樞靈◇手關不開取陽靈穴出血即愈
效得◇喉痺取豐隆涌泉關衝少商隱白少衝睭綱◇
累年喉痺男左女右手大指甲第一節灸一三小
壯卅◇根腳咽喉常發者耳垂珠下半寸近腮骨
灸七壯二七九妙效得◇陽明之別名曰名豐隆其
病氣逆則喉痺
卒瘖宜取之樞靈

火燒傷方

秋葵花 麻油各半和勻裝貯瓶內遇有湯火燒傷搽上立時敗毒止痛傷重者連搽數次無不神效凡遇此患如急切無藥油或用蔴油調大黃末搽上也好

又名雞爪葵 葉如雞爪故也

凡人面上生肉核非瘡非疣（大約似瘰）不痛不癢起初如綠豆雖不疼痛究竟可厭後來傳一妙方用烏梅肉去核燒存性碾末清水調敷搽了數日果然全消

又有一種肉核俗名猴子生在面上雖不痛癢亦甚可嫌若用銅錢套住以蘄艾灸三次落後永不復發

咽喉十八症全書一卷

〔清〕姚新利輯

清抄本

咽喉十八症全書一卷

本書爲中醫喉科專著。輯者生平不詳。卷首爲總論部分，講述喉科病的根源、脉診、辨證、用藥法等。其後羅列十八種咽喉疾病，介紹其病因、症狀特點、常用方藥。最後附録十二首外科成藥方劑。本書作爲民間的喉證治療專書，汲取和采用了中醫喉科的理論認識和效驗方劑，精簡而實用。

咽喉[illegible]証全書 卷[illegible]

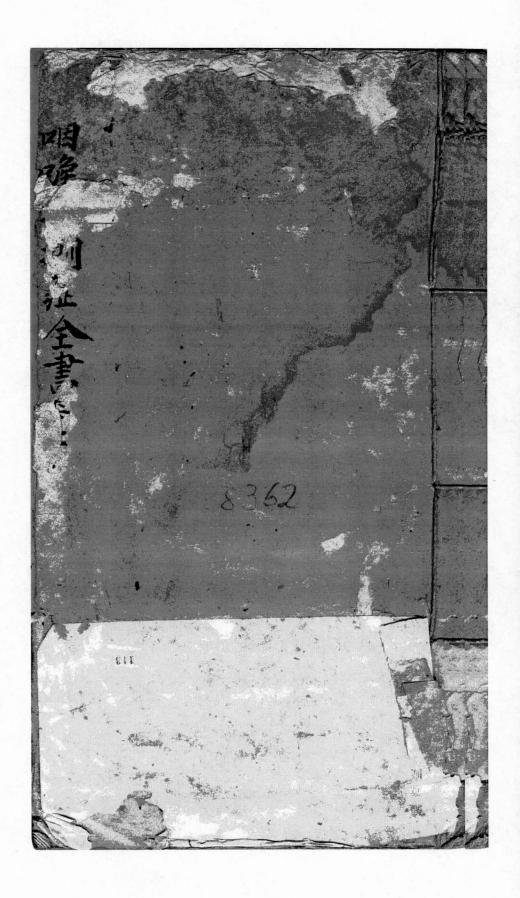

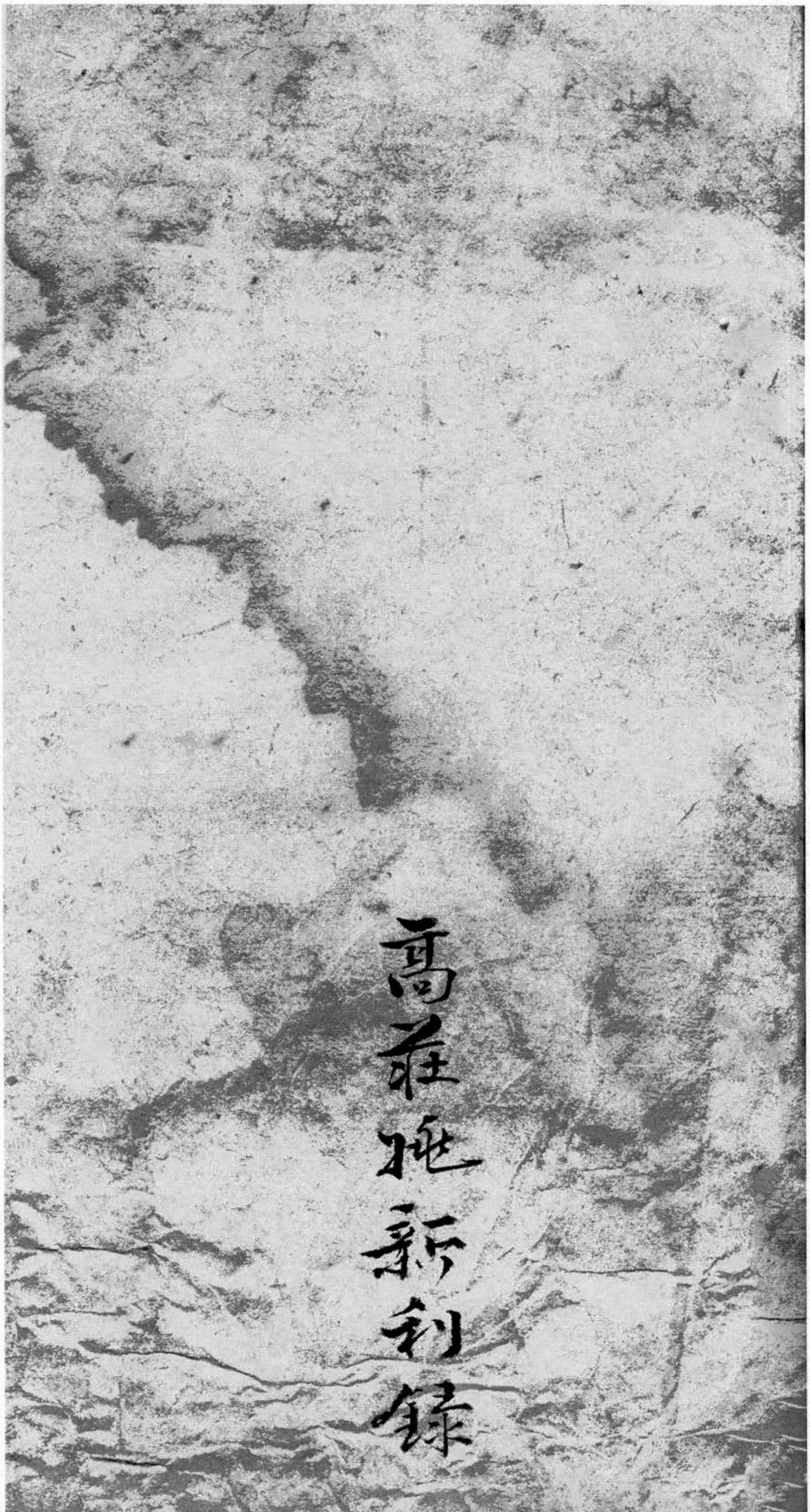
高莊挽新刻錄

咽喉十八症論

高莊共廿頁

夫症之發必有其源醫能得源治病無不效矣源者受病之根虛實新久是也其得源之法在乎望聞問切之中細加詳審必得之矣然咽喉症原無脉理分將切脉得效畧陳一二假如单鵞双鵝氣癰之類其脉洪而大實其人氣粗而躁此有餘之症用藥則以散風下氣　散之者荊芥防風紫蘇羌活独活是也　下氣者只壳只實青皮厚朴是也　消痰者則以胆星蔞仁杏仁為主　清之者山梔黃

芩黄柏　甚者加犀角黄連其脉或洪大而浮軟無力而緩或濇其人氣委面青此不足之症也用藥則以涼血生血滋潤消痰之劑　涼之者丹皮白芍是也　生之者歸身生地是也　潤之者蔞仁花粉知母是也　消痰則以土貝杏仁蔞仁黄芩黄柏山梔犀角黄連或是純陰脉者或是純是陽脉者當病治病脉不与者則以荊芥防風大力子射干黄芩只殼花粉独活丹皮銀花生地為劑或定子藥保命丹仝服日用吹藥夜用噙藥

無有不效者　更有一種熱毒火氣熾而發如咽喉大寒大熱而作疼者或舌脹而木伸縮不能飲食難進其脉洪實而有力大便不行則下之洪弦而浮無力宜凉血行血為主若踈風散火之劑另變别病則難治矣　又有一種出外急走遠路脫力而傷肺氣喘急而難舒以致喉痛舌腫地角下腫哭如鎖喉之狀寒熱不止痰涎湧盛六脉洪大而中空面色發黃而微浮可以防風通聖散探之或效服一二劑以凉血生血順氣滌肺之藥治之　又有一種似喉症非喉症亦痛

牙関緊閉胸脇痛四肢攣痛或受重傷或用力太過瘀血凝聚當用活血破瘀下之為妙須可救過五六日不治雖是肺經而兼他經起者何以知之假如喉間紅瘰作痛是肺間火盛之病若或頸項之筋有時或左或右作脹氣悶不快是怒氣傷肝左関脉必弦大而洪當清肝火以舒筋補血為主當归牛膝為佐以柴胡黄芩羚羊角若夫右関脉弱弦緩此乃脾胃有虧當以白茯苓白芍藥此乃肝与肺共病也

喉間紅瘰作痛其色或紫色或生刺瘰

作痛或作木舌而枯乾此心經憂鬱無血榮養以致心火熾盛皆思慮過度鬱氣所成左寸脉必浮洪當以犀角黄連爲君佐以當歸爲藥此乃心與肺共病也　喉間紅瘭作痛嘴唇焦裂口熱知饑乃是胃經虚火熾盛右関脉必洪弦而緊山梔黄芩黄柏爲君佐以当歸爲藥山藥此胃與肺共病也

喉間紅瘭作痛舌乾口苦湯水時進或有痰或無痰兼滑經者乃腎水枯竭虚火上燄兩尺脉必洪而無力當以山藥知母黄柏爲主佐以花粉爲藥澤瀉茯苓此乃腎與肺共病也　若

肺經獨痛者或吐血而成或嗜酒而發或泄脾而生氣血消散嗽重喘急痰憂声如拽鋸睡卧不倒声啞六脉洪大而浮肺部更甚者當以土貝母黄芩薏仁蔞仁牛蒡為君佐以豈吐為藥茯苓生熟地丹皮知母黄栢犀角喉痛雖止不過待日而矣　又六脉沉降神脱氣敗飲食不進步履不前盗汗如汁如雨腹肚泄瀉必死無疑

老人喉間紅瘰作痛或舌上生刺瘰或木舌言語不便六脉微五至有餘飲食如常形色神氣動靜如旧此乃血

少而病以生地為藥熟地茯苓黃芩丹皮為君佐以玄參
牛蒡射干只殼銀花山藥苡仁如甚則加犀角黃連山梔
若小兒痘疹後黃連犀角生之敗其熱毒以涼血健脾之藥
佐之其甘草白朮黃芩人參切不宜用忌之除此之外与大同
如婦人胎前患喉症者以涼血安胎為主錠子藥紅內散（即保命丹）
切不可用餘者不妨產後月未足者當以熟地生地補血只
殼青皮不氣元參射干牛蒡花粉元胡索消毒少加黃芩花粉
以清熱錠子藥紅內散但用不宜吹藥噙藥忌用

若經期患喉症者當破血下氣之藥主之宜子藥、紅散、涼血藥、噙藥、亦忌咽喉用藥、禁忌要緊竊謂古者甘桔湯乃清咽喉用藥、要劑、今人見有患喉症即用之而無疑吁此猶乃抱薪而救火也非能愈其病而更加病矣何以言之夫咽喉之症火毒上升而致以降氣瀉火為要其甘艸補中而不能瀉火既受補而愈加熾盛于病益重矣桔梗引諸藥上行其痰氣血火亦引之而行喉間則愈加壅塞而更重矣故小兒驚痰大人痰火桔梗切忌者也本艸云升麻引胃中清氣上升又可代犀角似乎可用不知用之其氣血痰火一齊擁上喉嚨之間四肢逆冷喘急異常又當切忌者也他經猶可鎖喉之症則不治矣半夏雖消痰若喉症痰重者則傷生必要此藥乃消脾胃之者痰也非消肺經之熱痰也老姜辛辣發散為主則似火盖火亦不宜用五味子辛辣之物喉間関重大不可不明言而謹戒加之别藥中亦有禁忌當留意也

○咽喉十八症列後

○鎖喉风第一

鎖喉之症或七情所傷鬱結成毒而發或有時不正之氣而生或酒色過度而作其症之狀上下左右紅紫或小舌焦黑腐爛頸項浮腫痰涎湧塞声響如潮氣急發喘眼目直視額上有汗如珠身汗如水或吐瀉清水四肢厥冷腰脇疼痛服藥无效乃不治之症也若脉六至兩手均匀或大或小至數明雖然症勢十分凶惡十人之中可救一三或脉大至極沉重至甚一二部混乱終為難治即用吹藥噙藥或痰多以萬年根搗汁和醋攪均去渣痰涎或用土牛膝搗汁醋攪或

用青魚胆亦擦痰加減黄栢為末和桐油擦牙関緊閉用桐油熏煤入氷片吹入喉内二方並用加減荊防敗毒散脉洪大七八至者用此荊芥防風生地連喬黄芩黄栢前胡独活胆星杏仁只壳蘇子牛蒡子各等分加灯心廿根煎服大便不通去荊芥防風加只壳青皮大黄加減双解散其脉沉隠二三至者用之柴胡前胡独活羌活只壳川芎胆星蘇子杏仁青皮煎法如前冬月加麻黄羌活此症其脉六七至而浮緩頭面皮浮腫面色微黄鼻涕眼淚交流畧能言諸者竟用防風杏仁銀花牛

蒡子蘇子萋仁胆星只壳只實青皮玄參黃芩黃栢山
梔寔子藥、服去見効或服敗毒散後肺受脹塞而作嗽者
即亥生地當归白芍而見効者服一劑藥咽喉竟好惟有脇脹
脹痛背引作痛再服之痛亦止又在肚腹作疼口內焦乾身
体厥逆者主死或一起而疼痛異常湯水不進服藥不見
一二分之効効如此者即死悮用大黃巴豆過多下劑不止喉中
難好飲食若換醫家作別症治之必或竟用三黃湯每
味、条而得全愈又有蝸牛白梅仝搗爛為丸噙之立効者

亦有之病源不一治法不同貴臨時機變若經刀針治亦難矣戒之慎之用番木鱉一枚點上舌吐痰涎亦効

重舌喉風弟十六

重舌喉風之症皆好食熱毒之物積熱攻于心經而發其症舌之上下重疊而起其舌縮短清涎極多微發寒熱而起胎氣熱亦成此症須用三稜針刺其邊沿之處半寸許清涎流出盡時方用後藥只売独活胆星黃芩前胡前法煎服凡刺破涎出尽者有不服藥而愈者倘有不識此症千方萬藥非但

終益其病必变死症矣

○氣癰喉第三

此症皆因受其惱怒之氣傷肝之血不和以致肺氣壅塞火熾上升發於咽喉其症之狀上舌之上紅腫作痛或有蕉兩边而發者寒熱大作初起不宜刺破或有按脉悮用升提之藥不能愈者待六七日之間方可刺破或有服定子藥紅内散之後自出其毒者如痰要将醋攪之惟進飲食為妙誠恐餓壞有变之端荊芥防風連喬射干元參生地銀花牛蒡子前胡

只壳胆星黄芩氣重者加只壳青皮大便閉加大黄煎法同前

○乳鵞喉风第四

此症或因勞碌或房事太重或好嗜酒熱物過度热毒積於血分腎水虧損即發此症亦能苗根於久發名曰提脚喉風此凡起初必發寒熱一边腫名曰单鵝両边腫名曰双鵞或前或後而發其頭上白腐作爛名曰爛頭乳鵝此症必用定子藥紅内散治再服煎劑可保防风荆芥生地射干連喬玄参銀花牛蒡丹皮只壳黄芩胆星如久不能即愈加黄連犀角大便

不行或寒不愈加羌活独活加土貝杏仁須進飲食為妙此症服
三劑可愈遲延日久難愈皆因虛實不分或初發起而就别醫
妄甘桔升麻不効而便加凉藥太过則難愈矣但不識其病但說
紫泡乃惡毒也即用刀針開之血出即愈豈知此病之初發起熱毒
之熾盛非但不愈其病更加傷破病勢益重矣或問曰亦有患此症用刀
針而取愈者何故蓋因病勢淺氣火不重出惡血其愈偶然
而僥幸者妄矣戒之刀針為度最有不識其病者以為寒熱大作
是為感寒症者必用生姜半夏之藥疼痛非常如此傷損戒之

慎之速進紅内散定子藥於六七之間此必用銀針挑去惡血或
膿方得稍寬可進飲食其用藥銀花只壳前胡杏仁青皮桔梗
下氣降痰為急或体虚不能見効用元參射干牛蒡子只壳
土貝丹皮生地銀花杏仁防風黄芩為藥独活將紅内散全服二三
帖之後加犀角火重加黄連痰多加貝母最為的當患家不信
亂用刀針丹方多有失救之虞耳

弄舌喉風第伍

此症不能言語舌去寸許患家自將手披舌不放即刺少商穴去血好

救死血難治用青魚胆攪痰吐涎可救前劑只壳連喬牛蒡子黄芩蘇子射干犀角山梔生地胆星防风銀花青皮只実外

又一種木舌之症舌腫滿口痰涎極妥此方加大黄芒硝下之即好一半又以消痰潤肺理氣之藥服之

〇纏舌喉風第八

纏舌喉風之症皆因肝血不和以致心火熾盛腎水不能上潤火盛生風風盛生痰寒熱大發其症之狀起于耳下紅腫而發及其硬實漸至結喉一边發者輕兩边發者重湊頭對結下喉男子不治女子

至胸堂不治前劑羌活防風白芷連翹前胡牛蒡子射干荊芥元參紅花独活銀花貝壳胆星黄芩加紅內散煎劑調治再將定子藥服此症服藥至五日後不下煎劑当归芍藥土貝黄柏生地見効甚速或有發于耳後名曰發頤發於腮边名曰穿腮發於地角下回名皆屬痰毒始初破血消痰降氣和中涼血滋陰降火其燥熱之藥斷不可用亦不能帖膏藥要用吹藥噙藥爲妙

○啞瘴喉風第七

此症乃風痰壅塞封住咽喉之間啞而不能言閉結不能開必須詳察其脉大小先以撹痰吐涎玉次將驅風降痰消火之藥也

骨嘈喉風第八

此症皆因憂愁思慮而成恐怖而致五臟熱毒上蒸而起生于耳頁皮膚之角隱之有核漸漸長成便覓腫痛有至牙関不開不能言語乃以当归連喬治之

牙関緊閉喉風第九

此症因房事勞碌並思慮憂怖太过而起脉来九至胸膈脹滿痰湧氣喘手足厥冷不治或有外感風邪而起寒熱脉來四五至兩手均匀可治宜服敗毒散再服三黃湯治之即全吹藥用桐油熏煤取下入氷片二分研之攪痰黃栢為末用桐油調鵝翎攪之

爛喉風癬第拾

此症因棉花便毒疳瘡餘毒未尽而結其症之狀週迴起紅紫暈而腐爛〻上鼻即臭土星平陷爛下則飲食難進必初起不覺或十日半月方知体虚者嗽重而声啞痰多者難治當清热涼血補脾之藥為主若精神壮旺者服百保丹二十日服全愈煎劑白芍生地牛蒡花粉玄参銀花黄芩黄柏防风牙皂射干丹皮服八九帖之後即犀角羚羊角貝母膏并丸藥徐〻服之弱者加茯苓嗽者加蔞仁知母杏仁山藥米仁热重加黄連弱症喉癬膏滋倍服百寶山梔病热不減服膏滋藥〻全不見効不治犀角羚羊貝母膏犀角羚羊生地当归玄参各一兩丹皮牛蒡各八平川連黄柏黄芩射干各五平防风荆

芥各三钱只壳連喬各二钱用水八碗煎至三碗住火爐去渣再加川連貝
母白茯苓花粉薏苡各五钱共研為末調煎汁内將白蜜一斤煉黄色
將前藥汁傾入藥内再燒一滾將貯磁罐日服四至每服半酒杯隔
湯頻熱灯心湯下忌食生冷發氣之物体虚者去山梔黄連花粉倍
加陳皮白茯苓白芍藥石斛惡心砂仁湯下

○熱喉風第拾一

此症因勞碌過度心事不寧血少火盛或作寒熱以至此症若食毒勿
而發不作寒熱須以凉血地黄湯治之此症一起非比弱症喉癬其症
之狀喉間紅癛（筋紅）或微有疙瘩在於喉之兩边必須細察治之吹藥用

蚕繭殼尾上灸燥為末入氷片一分在內又治喉癬吹藥立驗又小兒牙疳舌上生瘡煎劑生地黃芩丹皮牛蒡荊芥防風元參黃柏赤芍花粉火重加黃連山梔

○弱症喉癬第拾弍

此症因色事太重或飲酒過度勞碌所傷憂思所至鬱結而成此症之狀喉間紅筋紅瘰蔓延所生嚥津下即痛夜間發熱口舌乾焦嗽重痰多聲啞不治其症不須問來由稍瀉得且萬物輕視以致悮事若動靜飲食如旧形色精神不脫無咳無痰乃血分中有火須以涼血破血破為主不宜用補若六脉洪數内虛熱重當以清涼為主宜用補血為使

煎劑白芍丹皮黄芩元參牛蒡生地黄栢銀花人粉初起加荆芥防風連翹只殼若吐黑痰者以米仁煎粥空心每服一碗立痊

○傷寒閉喉第拾三

此症与陰症微同乃少陽經之症也其寒邪蘊結之於臟中傳入太陽經上通咽喉以致作痛毒氣生焉自利口乾而不渴脉忽沉微攣足厥冷身体熱而咽喉之症咽喉不腫此乃陰寒之症審灸附子片噙之須將四順理中湯四逆理中湯治之立痊四順理中湯白朮甘草人參干姜四逆理中湯附子甘草人參干姜

○搶喉風第拾四

此症熱毒積于心肺二經咽喉乾燥而無津液是以作痛須用生归連翹散加大黄利之若治稍遲則有飛絲劳疾之症不能愈矣此症歷來前輩醫者未有遇此症此案内載詳明凡遇此症必須審察而治庶無有悮

〇 發頤風喉第拾伍

此症因傷寒後發散未透熱毒積于經絡而有此症或傷寒時而發者或傷寒未起而發者須審察脉理明白其症之狀發于耳後紅腫而起頭重体倦若生于耳後一寸者一三分者不治或鼻中流滴涕膿咽喉閉塞等症不治千金内托散加减治法煎劑厚朴防風独活羌活連喬白芷胆星只实加蔥頭叉根煎服

○懸癰喉風第十六

此症皆因憂慮鬱結而成其症之狀小舌垂下寸許上生一紫泡疼痛異常不過週時半刻之間速宜刺破待出紫血盡其血萬不可嚥下咽喉先將牛黄丸亦可急搗白菊花根汁和酒冲服更妙可免毒氣攻心次服荊防敗毒散加蒂丁煎服頻痊

初生小兒不喫乳者亦係此症

○喉蕈喉風第十七

此症因好食膏粱厚味炙煿油膩之物過受熱毒積于脾經傳殺氣於肺々氣則熱津液傳于肝々血則熱上蒸於喉成結於

蕈之狀即以為名不大痛硬塞喉間飲食有碍漸〻大極飲食不能吞下此即不治之症矣煎劑犀角黃連黃芩丹皮生地忍花紅花射干姜蚕連翹黃柏牛蒡只殼独活此症或有微痛者即烙鉄熨之覺痛方止絕火即消或有大紅紫色者針刺之或有軟如猪肺者微痛出紫血可治鮮血難治日刺日有漸如蜂窩者不治或有年幼之人亦生不疼不痛者當以丸藥速服日服四次自消萬勿刀針刺破針刺不過破皮勿傷其內丸藥方連翹荊芥防風元胡元參射干牛蒡前胡独活丹皮紅花生地黃芩

梔子黄栢花粉山梔艮花只壳研末煉蜜為丸如梧子大
每服二日服四次白滚湯送下

○牙癬喉風第拾

此症係傷動陽明胃經之火而發其症之状牙根边腫突脹異常不
發寒熱甚重者或延面頰紅腫先服紅内散定子藥初起須用發
散之劑或服涼血之藥如不效或体虚當以四物湯治之或用六
味地黄丸湯加梔子黄芩石斛元參牛蒡再加犀角亦可

○另又一方

喉間頸硬如石破爛如泥医者不識此症藥用清火消痰喉症書
中並無數藥分載取蝦蟇要清明前水上蝦蟇子入竹筒內放在
坑內浸半月取出用鵞翎數於患處若無此藥取活鯽魚一尾搗
爛入番木鱉末乙分敷之即愈又用末藥取陳年琉璃底為末每
服三錢酒下此不在十八症內係

○右附咽喉要藥　玉屑散　即吹藥

至寶妙藥極能散熱清理五臟六腑併一切頸上項下之間諸症
皆可治日服八九次用茶匙挑在舌上噙一会嚥下若鎖喉風口內乾

枯者用花井水調灌此藥進喉即能開関能生津液如脾氣泄瀉胃氣弱者不宜多用餘禁忌凡傷寒火症大便閉結欲死之狀服之亦能立效

真正童薄荷研二兩 官硼砂三錢 腰雄黃一錢 兒茶末一錢 冰片一分 共研細末

薄荷末內研匀收貯磁餅內不可泄氣遇症救之

○牛黃解毒丸 即噙藥

如用此藥臨睡時噙丸半夜一丸毒甚一夜三丸此藥治小兒驚風大人痰迷心竅脾癰痰一應喉症緊急者皆治

川連二錢 真竜骨 薄荷四錢另研 官硼砂三錢 兒茶三錢 雄黃二錢 真青黛三錢
氷片五分 胆星五錢陳平黑者佳 原方用牛黄三厘 誠恐絶人後嗣故除不用
倘有不得已者量加為妙 共研細末生蜜為丸如芡實大收貯藏
好勿令泄氣 小人減半大人噙于口内待他自化噙下切用湯送之

○保命丹 即紅内散

専治無名腫毒如痛服之即止有膿即出無膿即散咽喉之症必用
之藥萬勿輕視 浄蜈蚣一錢去頭足全米炒熟 硃砂一錢 乳香去油浄 没藥五錢去汁浄 雄
黃五錢 血竭五錢 各研極細末和勻每服七分小兒減半好酒送下若咽

喉腫痛口不能開不知何症以此服之即好一半非人厚者不可以傳已破者不可用　孕勿服婦

〇百保丹

能治楊梅結毒之症最是和平非比弁藥等類此係家傳至實慎勿輕傳　雄黄五兩　元皂五錢炒研末　銀花三兩炒研　硃砂錢　研為細末和勻每服六分用土茯苓三兩炒焗內放清水三碗煎至碗半一服藥分作二分一服和湯服一服熱酒服一服之至卅服之後其梅楊瘡結毒或頑瘡自能消愈屢應若神　果是楊梅瘡只用土茯苓不用酒更妙

切忌生冷發物　　定子藥即紫金定

〇八宝丹

治喉癬硬破損爛等皆症　牛黃硃砂月石白歛青黛白芨宮粉白螺壳墻上取血竭各等共研極細末吹喉中立効

一字散

治喉閉氣內通吐出痰涎而愈　雄黃半分蝎尾七枚生礬半藜芦半共研細末每用一字約半吹入喉內

紫金定

紅芽大戟去心用嫩者叒 雄黃平 硃砂水飛 射香多真当門子 處州山慈菇叒洗淨 天竺黃平 梅花氷片多 千金子叒去油壳淨 擇選黃道吉月誠心修合將藥為末用糯米濃飲和之用木臼杵千下作下一定

咽喉拾八症終

神方濟世 接毒丹

水銀丹 火硝三叒 硇砂三平 白礬二叒 皂礬三平 硃砂三平 青塩叒 食塩三平 雄黃三平 白砒霜多 硼砂 以上共研細末至水銀散不見為度用陽成鑵一个又藥末煉三注香取霜以面糊為丸芥子大硃砂為衣凡治大疔對口

癰疽發背見効如神倘後若有人濟世祈試而用之不能為者
切勿輕傳于人此乃治大毒之第一神方余屢用之百発一失煉法開明
將藥為末之後將陽成罐放于炭火燒熱提起下藥一大茶匙約停
呼吸將藥下盡又將藥罐放火上其藥自滾數刻閒氣水將盡
青烟將起似結為一塊名曰結胎似胎結成連罐提起稍冷將藥并
罐復于碗之内以紙撚封其罐口再將篩淨炉灰封其四边平实將
碗坐于水盆之内勿水入灰碗上將瓦遮于四边以文火封其罐煉之
三注香為度退火候冷去灰取降在碗底之霜用之　如連藥胎落

于碗底則不得其法不可用之

一治疔瘡將針挑破瘡口將藥一粒放入膏盖半刻大痛此則藥力見效二日脱出疔毒一塊換帖長玉膏如毒重一粒又將加之或外起毒大用三粒五粒俱可以痛即效不痛再換凡治一切无名腫毒挑要挑破瘡口放藥外以膏盖和起癰疽每疽頭上放藥一粒其疽若有十頭放藥十粒二日後挑去腐肉另換長肉丹帖毒氣未尽者又將拔之候毒氣拔尽是効

前方非但降而取用亦可升之為霜每洒膏上拔毒更妙余入外科以

來并未取利只此一方及用救治于人不計其數昇法俑後方藥依前一科
研末入罐放炭火上々以茶柸一只柸内坐水三分将柸底坐于罐口其呆
不必春用文火昇上候烟尽為度取柸底並罐口之霜掃下加銀硃二ヶ研
匀每以柴微洒于膏上或毒上膏盖使毒腫接尽再換長玉膏

梅花點舌丹

火煅硃砂　硼砂　乳香　苦亭歷　腰面雄黄　血竭　末藥各單　真
西牛黄　蟾酥　射香　真沉香　冰片　白潔珍珠　胆星各二ヶ
其藥須上好道地誠心修合忌雞犬不潔之物人将前藥共研細末、

用人乳浸濕蟾酥計丸

長眉方 一百日後眉自生

扁柏不拘多少九蒸九晒為末煉蜜丸為如梧子大每服十丸

蛩龍奪命丹

專治疔瘡發背腦疽乳癰一切無頭腫毒服之便有頭不痛者服之便痛已成者服之立効凡惡症病危服之立安萬無一失神効之秘方不可輕忽 血竭一錢 蟾酥二錢酒化 末藥二錢去油 銅綠二錢 雄黃二錢 輕粉一分 胆凡一錢 乳香二錢去油 寒水石一錢 射香分 冰片分 蜈蚣一条酒浸去淨頭足 蝸牛廿条連殼內用即鬼螺螄 擣前研細末再將鬼螺螄連殼搗如泥將藥和匀丸

如录豆大硃砂為衣或加酒打面糊丸亦可每服二丸先以葱白三寸令病人嚼吐于手心男左女再将藥丸在白内用乍灰好三四盞送下避風處将被盖出汗约停数刻再将熱催之酒出汗為度如汗不出重者再服二丸再重者三服乍有不効如不能嚼者将葱擂碎裹藥吞下亦可如疔走過心汗出冷者俱難治切忌生冷發物毒物　孕婦忌用

走馬牙疳

紅棗（一枚去核）入紅砒豆大一粒縛好用瓦一片放炭火急上至白烟尽即為

度加氷片フ研末吹之凡悪除臭爛牙痈用之見効如神

吹藥　硃砂夕青黛平人中白平胆凡平石青平氷片ラ元胡索平

生肌散

黄丹平乳香平竜骨平赤石脂平軽粉平末藥平血竭平氷片一分

海螵蛸共細末　消毒止痛護心生肌丸

肥皂五十丁帯子燒存性独核者佳　明凡平共研細末陳米飯搗為丸如豆大每服十五丸

不拘酒湯送下凡一切瘰疽已潰未潰或三服五服俱可立効

拔毒生肌

白木棉花煨存性　赤小豆炒少許　共研細末凡一切癰疽瘡毒破

點眼藥

芦甘石辛煨　皮硝不馬牙者佳　硼砂二　海螵蛸平二淡者用鹹者不用　冰片一　以上共研極細末收貯煨芦甘石法　黄連十　黄柏下　黄芩平　三味煎汁將芦甘石燒紅以汁收七次存用

癩瘡神方

鯽魚一个去腸　以生明凡入肚裝滿皮用鉄絲縳好放炭火炙上枯為末用麻油調敷將殺猪水洗頭後敷此藥但剃頭要在月

初其虫望上月後其虫望下必要數次即愈

〇驅疫奪命丹

陳皮兩 厚朴四兩姜汁拌 柴胡兩半 半夏四兩姜汁拌 蒼术三兩半米甘侵一次 只殼三兩

霍香二兩 黄芩四兩 甘草二兩 薄荷四兩 神曲四兩半 山查四兩 以上依法製用

新陳荷葉煎湯拌晒干煉蜜為丸每丸計重半硃砂為衣

一服不效二服立愈 瘟病姜三片葱一根煎湯下 痢疾車前子下 水瀉陳米湯下

瘧疾姜湯下 小便不通竹葉灯心湯下 孕婦勿用

〇秘傳婦人裙帶邊瘡方

芦甘石另研末 龍骨另研末 二味共入鎔過銀罐内上用磚盖放入炭
上煨一週時取起將二味再研細末加入藥珠平 另研与前二味和
匀至用酌量瘡之大小以生板油和藥搗成膏帖外用油紙盖好
再用油片扎住緊至七打開再換帖之爛極者如此又次必愈並
治起缸爛腿亦妙湯泡火燒數之皆痊夏月可加煨石羔入前藥同研
冬月加光粉平 共研或加不加亦可 此以治刀傷止血加生龍骨平
赤石脂平 血竭平 共研細入煎藥内和匀長治裙边爛腿切
勿加此之藥也

太醫院喉科三十六症一卷

〔清〕翁南泉撰

清抄本

太醫院喉科三十六症一卷

本書爲中醫喉科專著。撰者生平不詳。此書爲翁氏祖傳秘授之書，據云得之於内府。書中收載喉風、牙疳、疳瘡、喉丹、乳蛾、喉癰、舌病、梅核氣、重舌、喉痹、雀舌等喉科三十六病，每病附以圖示，并録二十四處針法及治療喉證的十八首驗方，内容皆精要實用。

太醫院喉科

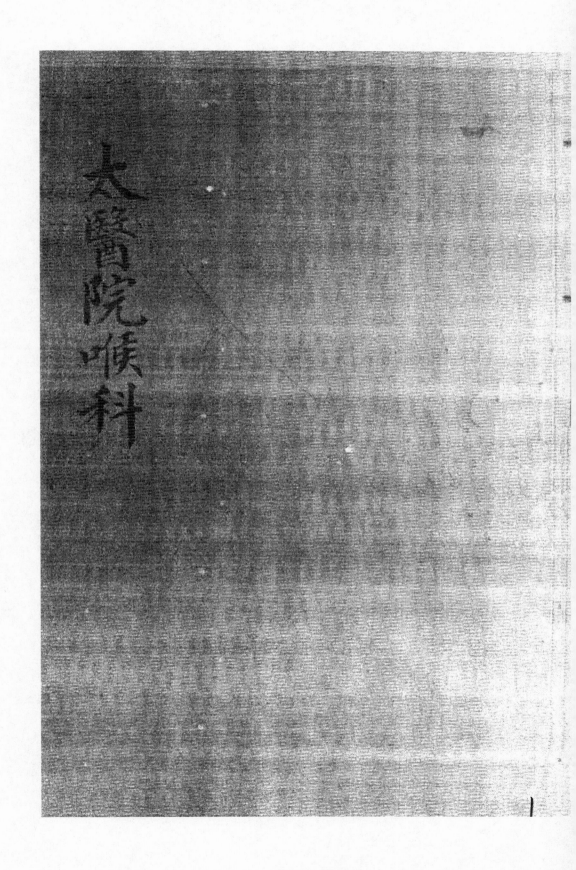

太醫院喉科三十六症目錄

一纏喉風
二鎖喉風
三欠古喉風
四走馬喉風
五纏舌風
六走馬牙疳
七喉疳瘡

八 左陰瘡

九 右陰瘡

十 喉丹

十一 上腭懸癰

十二 單乳蛾

十三 雙乳蛾

十四 雙單死乳蛾

十五 死乳蛾核

十六 雙蛾喉癰

十七 啞舌癰

十八 舌癰

十九 木舌

二十 喉腮癰

二十一 重舌

二十二 蓮花舌

二十三 梅核氣

二

二十四舔氣疾

二十五喉痺

二十六嗪舌

二十七小兒珍珠毒

二十八小兒珍珠舌

二十九汗後生瘡

三十傷寒後發痕

三十一右喉疔

三十二開花癰

三十三左雀舌

三十四右雀舌

三十五舌上紅癰

三十六舌下生瘡

三

原畧

翁南泉焦山之明醫也得祖傳秘授内府官方喉科三十六種圖式二十四處針法十八良方燦然在目依方用藥無有不驗人之咽喉乃一身之樞机百節之關津与胃相接呼吸出入為三焦六府統要居胸膈之間蘊積熱毒致生乳蛾壅塞不通或形如指頂或形如櫻桃或腫或痛吞吐不利乃上重舌木舌雀舌其治法大抵先去風痰通咽喉之隔解其熱毒為主若沖于上腭兩帶丁紫者定生懸癰也或腑寒而肺熱到於上焦飲食不利熱毒內

一

攻痰壅上升後成痰結喉腫不通帶丁或出於前或噎於後或口吐
涎是為心膽氣絕死在旦夕不可治矣學者務宜詳審用治行
針內有活法臨機應變不可拘也其有纏喉鎖喉雙懸丁病症
十無一全者急將三黃湯涼膈散防風湯下之口噙犀水玉匙
等藥可保回生方書簡要而功效無窮誠為百世之良方百發百中
資全壽命不益多哉凡喉風初起舌短而難言戰戰兢兢如在深淵此症
即死又症帶丁紅紫狀如櫻桃者用成吹藥多加追風散冰片麝
香潮腦白殭蠶末合本藥吹之為妙

急救方

夫咽喉人身所最要緊險處此書極其精詳然治於已病莫若治于將病凡人已病此書為最治于將病丹方為要大抵此病皆平日風邪居多風熱于中即發熱而成火又因感冒不拘寒熱皆可乘間而發有成驗良方條列于左但可救人非醫家射利之意故方書不傳即傳不能盡識惟不恥下問者能之凡瘡初起必發熱畏覺微腫發熱即用草頭立散遲則成瘡矣

雪裡青 即野荊芥剝石菰 杭州鄉人識者多 打汁酒沖服吐痰即愈

二

馬蘭頭 打汁一杯服之即吐痰如不愈再服 此草清凉解毒神速 喉症用之立愈

土牛膝 即夫娘子草又名羊脚骨草 又春冬取根夏秋連根葉打汁服之立效

本〻約

青魚胆 生枯二礬 研末听用吹喉

一方

石胆三 雄黄三 生枯二礬五 胡椒分 姜蚕半 巴豆霜一 千 研吹

追風散

川草二烏 牛膝 射香 青代 冰片 研吹

均字粉

月石 兒茶 龍骨 青代 氷片 研吹

萬年乾散

萬年乾即細叶冬青根小枝煆存性 川柏 兒茶 月石 研吹

雄黃鮮蟲散

雄黃丑 巴豆霜十四立 玉金末 研細半醋半茶調服吐痰

生肌散

龍骨 血竭 乳香 没藥 兒茶 赤石脂 黃丹 月石

三

石羔　氷片　研吹

成字葯

月石　射香　青代　兒茶　龍骨　研吹

太醫院喉科三十六症

第一 纏喉風

此因脾經受寒若勞而得寒則生熱熱極生風痰上壅塞而不散發爲此症必是眼白耳赤面紫口不能言如一二日是漫風初起只在時刻若手足如冰先用温水一盆洗手足待其血脈貫通方可針

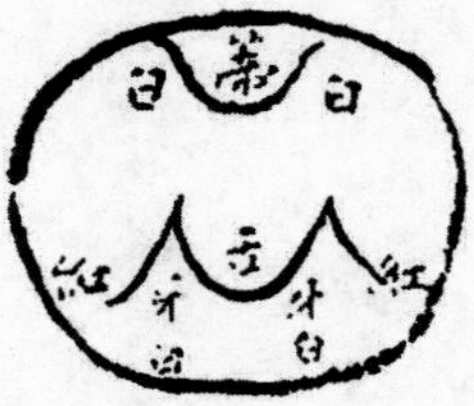

腦海穴四處出血如珠一日去風痰若咬牙定將撬開之或通關散吹之或吹鼻吹之即開如喉腫兩邊痰上下針去血用承吹加冰麝吹之内服丸藥

一

桔梗湯立去胸中痰去血散而不收者縱有湯藥天命而已如有痰喘

發喘不止者立死不發喘者依前治之　此肩穴在七椎甲骨邊兩旁

潤燥湯

元參桔梗湯

桔梗　連翹　山梔　川芎　白芍　防風　陳皮　歸身

元參　黃芩　知母　生地　川連　茯苓　升麻　瓜蔞皮

薄荷　前胡

通草

牙皂去皮炙七分　麝香半分　研細吹鼻中取嚏口開如痰涎出者再煎服

雄黄解毒散吐痰即開

熏藥

巴豆霜用紙捲點火吹滅以烟因火熏入鼻中 即開

第二 鎖喉風

此症初起先用熱水一盆洗手足然後針其照海四穴出血者不妨如出

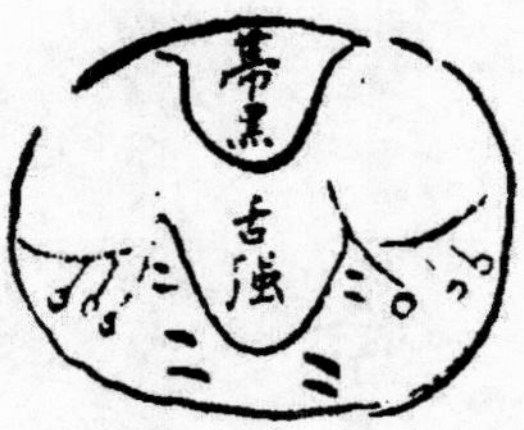

黄白水者死須看喉中有幾個疙瘩如無即纏喉風

症也疙者高也瘩者血壅也經云因生血壅牙關際

閉性命危于旦夕熱毒上攻火發不滅水不能制火故

二

爲鎖喉風治法先刺破瘡䐜出血即用前成字號藥合追風均字藥吹之

内服化痰抑火湯然不去再服千金急救湯即愈忌服寒凉直折之

藥恐中寒復生發喘死在須臾慎之

化痰抑火湯

桔梗　川連　連翹　陳皮　白芍　甘草　青皮　元參

茯苓　當歸　升麻　前胡　知母　黄芩　加燈心煎食後服

千金急救湯

人參　當歸　白芷　川芎　白芍　赤芍　防風　桔梗

甘草 陳皮 蔞仁 銀花 花粉 前胡 川連 知母

第三 欠舌喉風

此症心少血而虛火動肺氣虛而水不升蓋喉乃諸經之路內有病則形於外水不升而火愈熾矣叔和云舌強語難皆心熱也面紫牙關緊閉爲鎖喉風也面白舌向上若或破或不破乃爲欠舌喉風症

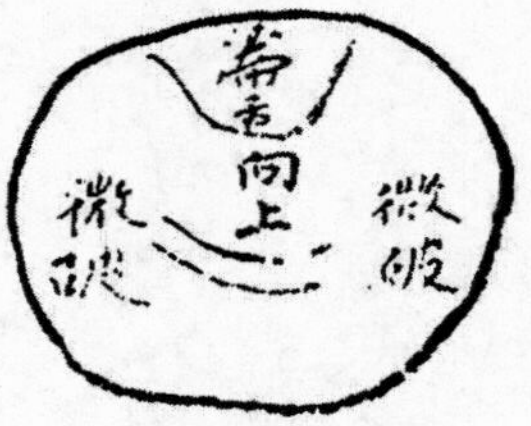

即死治之即針少商穴再針舌之左右多多出血即將本藥加均字藥追風散加冰麝吹之用疏風抑火湯痰多用降痰湯要看太陽氣色如何如黑色者

三

不治若臨時背向天面向地口如角弓反張者立死勿藥易以第一論内

通關散吹入鼻中有嚏者可救

疏風抑火湯

荊芥 半夏 羌活 桔梗 僵蠶 升麻 甘草 薄荷 花粉

牛蒡 黃芩 赤芍

滌痰湯

桔梗 甘草 南星 薏仁 石羔 芫 青皮 陳皮

厚朴 花粉 米仁 竹瀝 加姜煎

第四　走馬喉風

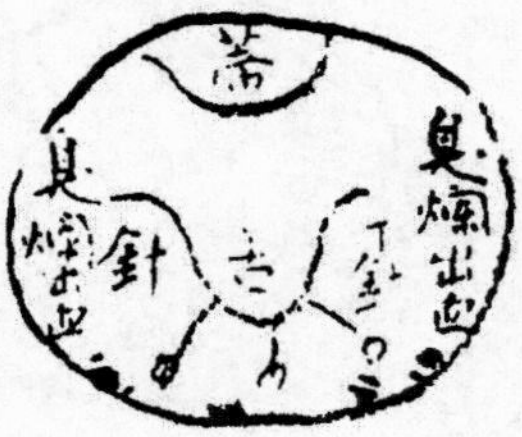

此胃火勝於心火腎火壓於脾火四火相攻流注于口如牙齒落下痛不可忍臭不可近者是也宜舌下三針去血爲妙語不明白者用萬年乾散加追風散加冰麝雄黃硃砂芍藥合吹之内服千金解毒散如搖頭者勿治

舌下用針半寸三分正中不可下針慎之慎之

千金解毒湯

黃柏　黃芩　黃連　白芍　梔子　甘草　桔梗　元參　大黃

四

第五　纏舌風

風爲百病之長善發則無形觀萬物而有之行之于人則瘀壅氣盛行之于口則為纏舌風蓋因血不行于陽道水不榮于臟經痰火

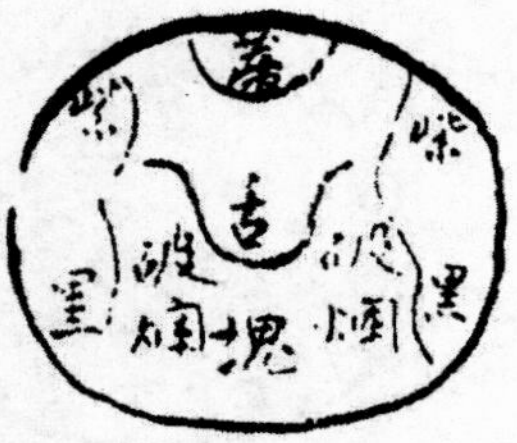

一起而即成舌腫如癰再看頂上氣色手上少府方可用藥行針如痰多用雄黄解毒散調服吐痰以防風通聖散服之用追風散加冰射吹之若項下腫者用鍼藥敷之凡遇此症不可忽畧如舌下生塊者不治不可下藥切任怨尤

防風通聖散

大黃 麻黃 白芍 薄荷 連翹 黃芩 梔子 防風

川芎 當歸 甘草 石羔 荊芥 白朮 桔梗 加灯心

搐藥方

風化硝 白芨 白歛 各等 五倍子 半夏 各等 芙蓉葉 各等 人中黃 南星 各等

右研細蜜踏調敷含下

又方

陳小粉銅器中炒黑烟起取出傾于地上去火氣右研細雞子清調敷

五

第六　走馬牙疳

此症与前相异，用药亦不過一理，迅寒由於胃火内爍，如舌腫即纏舌風也。不能用針，不腫者是走馬牙疳也。須清胃火兼化熱毒為主，先用白馬糞新者半，入井水小一碗，搗和取清汁，合入追風散，再加胆凡，欖匀漱口，然後用萬年乾散加追風散加冰射合吹之，内服梔連清胃抑火湯，徐徐去也。如用此药不效，將前雄黄解毒散吹之立愈。如馬糞無者，用芥菜根煎滚水，冷定徐徐漱之。又用陰陽瓦合用焙枯為末，對半吹之。先用黄柏末、白凡各半吹上，去爛肉

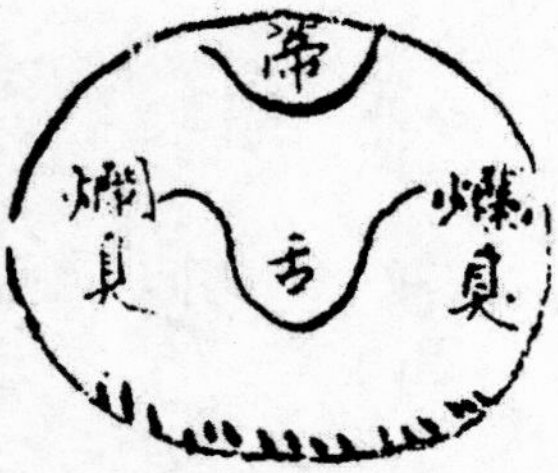

後用溯膽大黄末吹之一宿即愈

梔連清胃柳火湯

梔子 川連 花粉 赤芍 連喬 薄荷 陳皮 甘羌 甘草

前胡 桔梗 赤苓 灯心

痴瘡药内服末药方

白蘚皮 銀花 甘草 花粉 薄荷 連喬 白丑 山梔

各等分為末每服二下用土茯苓四兩 糯米 皂子七立 水煎調服

喉痴方 葛云仙傳

六

白鳳仙花　灯心灰　木鱉仁（去油各五）　冰片（五厘）　研和吹之

第七　喉疳瘡

此症因肺脾受熱毒，口舌生瘡，原肺胃伏火鬱積熱，又有受醋熱炙煿并煤火毒從火而生也。色黃者皆受火毒，色白者從怒氣而生也。又有色兼紅紫者，為結毒瘡也。生於蒂丁之後者易治，生於前者難治。若生於上腭兩邊者，為過橋喉疳，最難治也。治法：八珍散合勻，加冰片、硃砂、赤石脂吹之。內服歸連解毒湯加乳香、没藥，二劑後減去乳香。

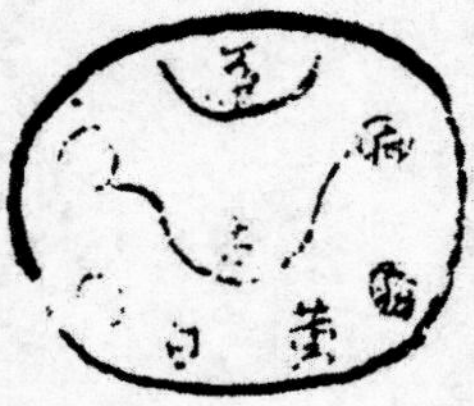

煎炒、牛肉、燒酒、肝腸、豬頭肉、魚腥、生冷、茶、醋、胡椒、薑。

芥韭茄子一切發物并須忌房事氣惱戒之慎之

歸連解毒湯

歸身 山梔 甘草 川芎 陳皮 桔梗 薄荷 銀花 茯苓

連翹 花粉 黃芩 用五加皮 白蘚皮 白牽牛 各五錢 為末每劑加入三

牛蒡子七分 燈心廿根 土茯苓 兩 煎服

八珍散

天靈蓋半 乳香 沒藥 淘丹 煅石羔 各三 龍骨一 珍珠二 輕粉二

冰片二分 研細吹之

牙疳喉疳腐爛方

乾胭脂　青黛　孩兒茶　天靈蓋各半　射香　冰片各五分　研吹

第八　左陰瘡

諸痛為實諸痒為虛諸痛痒瘡皆屬心火凡諸生於首為惡瘡此名陰瘡者生于胆下熱毒來攻之故結于頂下而成膿法用針刺膿出時參苓湯服之後將養如常則可速愈一或失於調理則清氣下陷毒氣沸騰于首陰瘡從此而生並成痼疾矣治法大補氣血為主看瘡大小何如先用粉草煎湯洗淨用前八珍

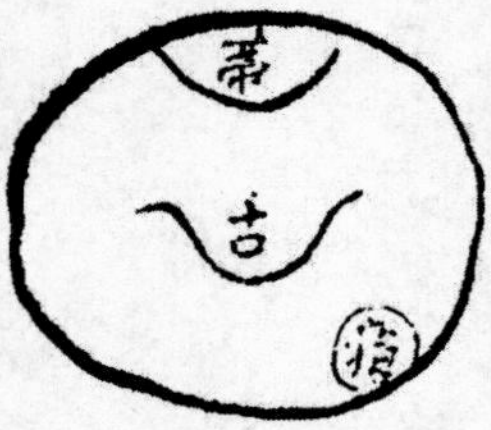

散搽上後以太乙膏貼之一日洗二次五日後換白膏藥貼之周圍箍藥蜜調敷之內服前喉疳瘡煎藥加茯苓切忌諸發物

白膏藥方

定粉一兩 輕粉一兩 白占一兩 乳香 沒藥 珍珠 兒茶 血竭各五錢

豬油一斤 研熱用人乳調狗皮膏貼之

參芪養營湯

人參 黃芪 川芎 生地 山藥 銀花 茯苓 陳皮

連翹 當歸 白芷 甘草 花粉

八

第九　右陰瘡

治法如前無分别男女男人縱其陰女人養其血氣盛血隆諸病不

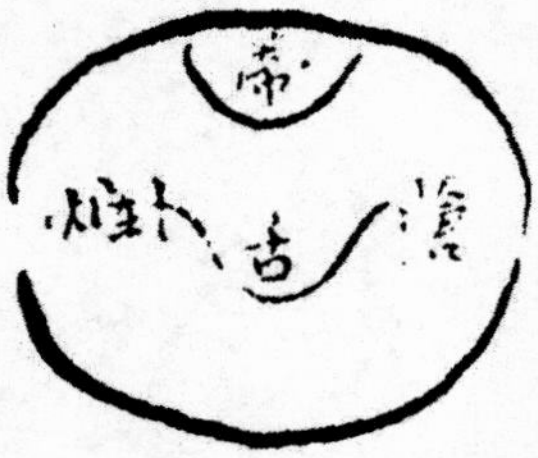

生凡遇此症照前左陰瘡治之

治喉風腫痛用血竭二錢　石胆凡一錢　雄黄三錢　明硝一錢

研吹二日即愈

石胆凡即名空青生於石中如鳥卵大內中有水能開瞽復明令人難得之者

第十　喉丹

此症皆藏府鬱熱積毒致生喉中因真水易斷相火易動也或酒毒

上攻內熱外寒而火乘於肺上絡於咽喉如生腫毒初起用針刀去血

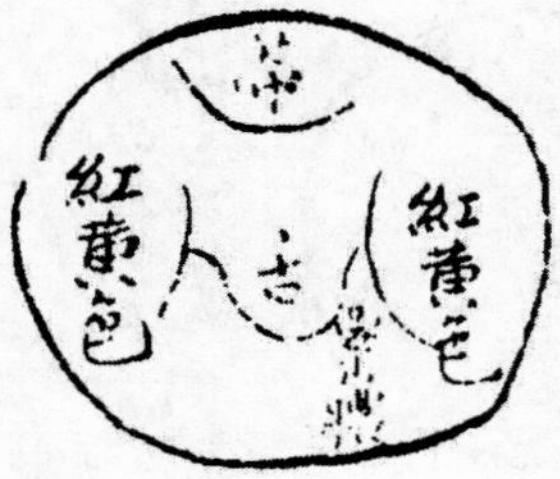

將成者用藥吹之用三黃桔梗湯加銀花牛蒡煎服之五

日者用鉤刀鉤破出膿將千金內托散吹之切忌煎炒

發物　經云如煉五金熱極則化為水矣二十症內

有千金托裏散用之尤妙

三黃桔梗湯

黃連　黃柏　黃芩　芍藥　梔子　甘草　桔梗　元參　大力子

九

千金内托散

天灵盖 硃砂 牙硝 冰片 赤石脂 青鱼胆 川乌

珍珠 血竭 等分研吹

第十一 上腭懸癰

此症統属於熱毒攻于咽喉之間上腭紅腫而生懸癰皆相火之所冲逆於初起以針其下不可針上去與為度熱毒因之而散也只將成字藥吹之内服加味甘桔利咽湯

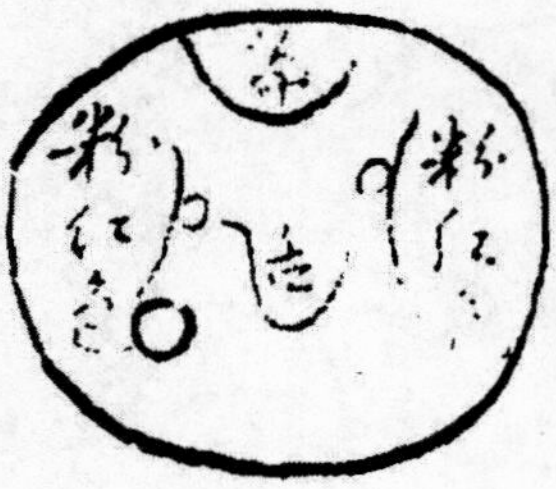

如已成膿將鈎刀鈎破出膿用均字藥加冰片乳香

設藥合吹之瘡口難完內服歸芪托裏散即愈忌食煎炒動火之物慎之

歸芪托裡散

黃芪 當歸 川芎 吉梗 花粉 人參 甘草 茯苓

黃芩 羌活 白芷 陳皮 羌 柴胡

加味甘桔利咽湯

吉梗 大力子 花粉 連翹 薄荷 元參 赤芍 山豆根

陳皮 黃柏 黄芩 知母 荊芥 甘草 干葛 山梔

十

第十二　單乳蛾

此症屬于肺火從曰肝屬木木生風雷行數數變其形黄則故有熱極生風之意風助其火火盛木滅木不能勝火則熱盡攻於咽喉

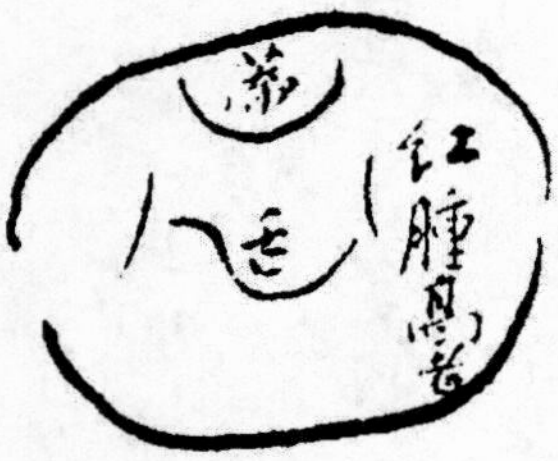

生為單乳蛾也其症最難治之初起用針出血差五日定要出膿潰後用本藥合成字藥吹之內服十八味煎藥如破者用成字藥合生肌散吹之為妙

此症有三者在上者生懸癰在中乳蛾在下喉癰切須察地位不可差而誤人也

六味煎方

黄柏 赤芍 銀花 大力 當歸 元參 連翹 薄荷

黄芩 川芎 桔梗 白芷 甘草 陳皮 荊芥 防風

黄連 土貝

第十三 双乳蛾

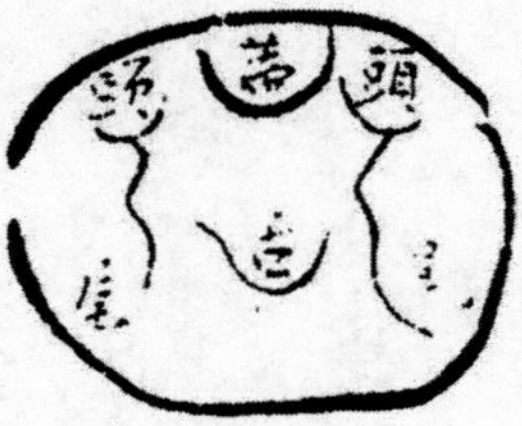

凡蒂舌一边腫者為单乳蛾两边腫者為双乳蛾

单者難治双者易治經云皆相火之亂並無一水

不能勝五火皆因腎水之易虧相火易動也能

十一

知火者痰之本痰者火之標火性最速發則暴悍重塞于咽喉之間而成乳蛾之症治法先吐其痰後將針刺其腫處去血用成字藥吹之內服三黃桔梗湯立效

萬年乾丹

草雄二烏　生枯二凡　血竭　珍珠　金箔　等分研吹

第十四　雙單死乳蛾

人自成形胎熱胞胎怒氣傷肝致為死乳蛾也一边得為單兩边得為雙總由膈痰熱火不越乎此者小人得者是大人得者非上有

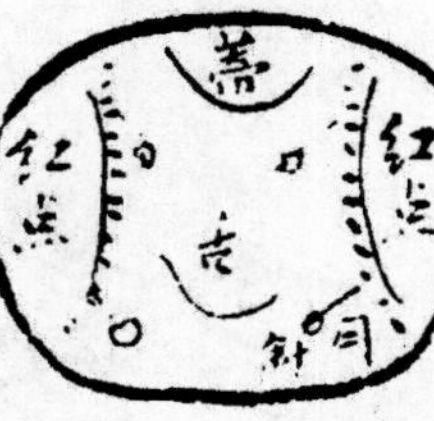

白點為乳蛾核治法用針去血將本药合均字药吹之徐徐而效内服舒鬱降火湯或大力子湯立愈

舒鬱降火湯

香附 連翹 花粉 甘草 元參 陳皮 黄芩 茯苓

黄柏 白芍 白术 麦冬 川芎 青皮 梔子 吉梗

大力子湯

大力 茯苓 吉梗 青皮 陳皮 梔子 白术

香附 甘草 黄芩 麦冬 川連 歸身 灯心

十二

第十五　死乳蛾核

核者僵而且硬也然胃中有實火膈上有堅痰此疾形狀與豎頭肉彖

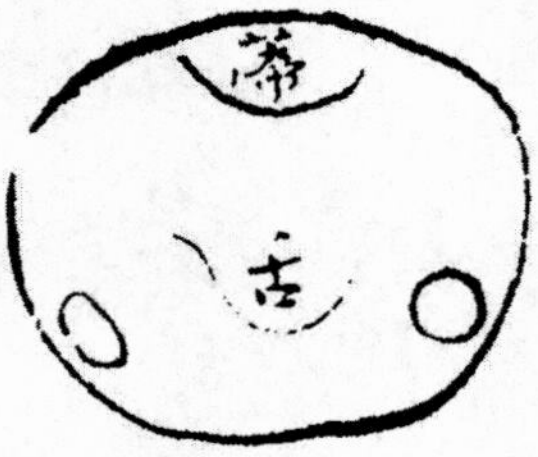

皆因鬱火而生病久而成鬱其色白者是紅者非年小者用生針或火針行之年大者或火針或鉗去下絡用成字藥吹之內服吉梗湯十餘劑亦可保全忌食煎炒動火之物

吉梗湯

吉梗　甘草　元參　只殼　川連　黃芩　香附　灯心

第十六　雙蛾喉癧

諸腫癧瘡陽明胃經伏乎風熱咽喉腫痛因心肺傷熱風痰上攻臟府切于熱毒而喉癧之疾作也識者看其地位在上者為懸癧在中者

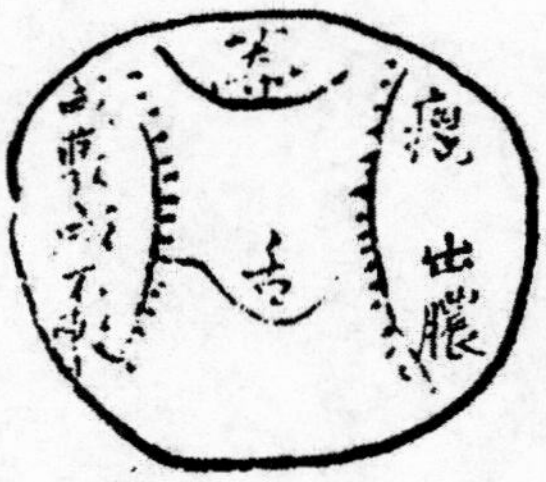

熱癧在兩邊者為雙喉癧在下者為頦黃也先要識得標本然後治之至有餘不足之病有餘者三五日便成膿不足者三日內雖腫不成膿者是也初起針去血以本藥合均字藥吹之內服三黃吉桔湯如有膿者用通關散吹鼻中用稽針藥吹入鼻中取嚏膿出謹防耳內出膿口內出愈速耳

十三

内出愈遲故也

搽針药

青魚胆　生凡　枯凡　胆凡　　等分研吹

第十　匝舌癰

夫匝舌癰者，乃受天地間殺厲之氣，中入藏府，因痰火而成，故發則暴悍為疾，非小，重則強直，輕則反張，其舌向上腫如懸，舌是後瘡破者，非舌左舌右，或腫，或舌面紫，眼白口張，痰沫出如泉湧，是為匝舌癰也，治法要際

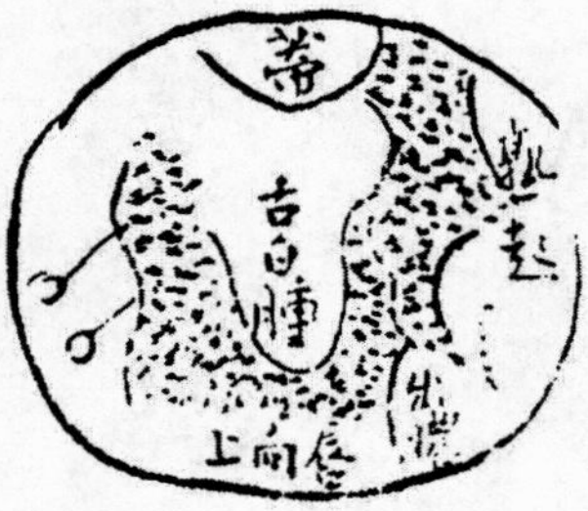

至要處用温水一盃洗手足針少商穴然後用出字針瘡多多出血刺破兩邊瘡瘡用成字藥加追風散吹之內服三黃吉梗湯凡遇此症不可忽視且發多死故也

第十八 舌瘡

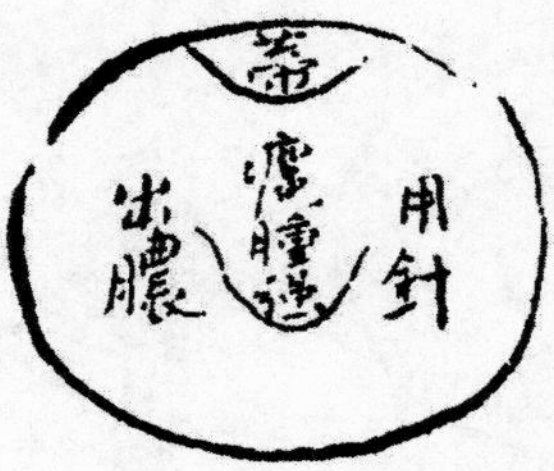

舌瘡者忽然而腫硬如石乃心火所形方沸于舌不能轉側者也初起同工針法針之以成字藥多加二烏吹之內服三黃桔梗湯或涼膈散亦可如三五日必定有膿或舌左舌右要針三五針用十八味煎方服忌食發物勿得自悞

第十九　木舌

木舌者肥胖之人者多蓋舌乃心之苗也心經無少肥人多濕多痰上壅閉竅故有形證于外也此症必舌不知味蓋知味者舌也不知味者木也治法只以河清心豁痰養心

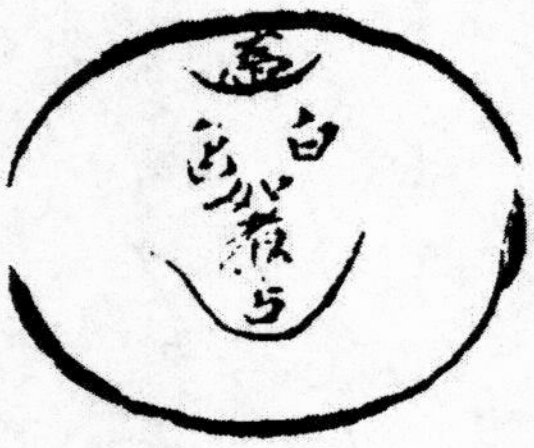

血降陰火方爲正治後用成字加冰片吹之庶況痾可愈也或成字及追風散加没藥雄黃合本藥研和吹之

第二十　鯽腮癰

此症乃極毒起於肝也發於耳後一寸三分者名爲黑麻癰此最危篤

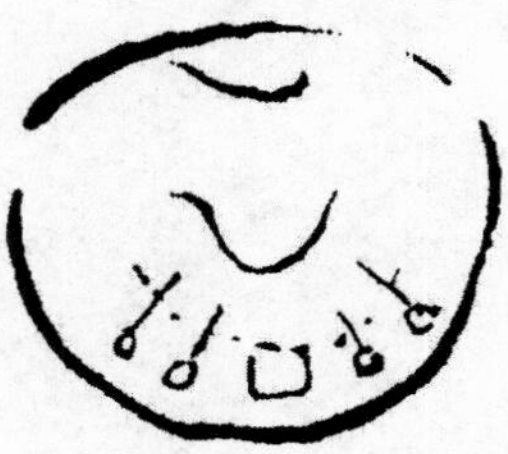

癰也起於項下方為與腮癰癰初起宜鉄箍散敷之內
服清涼解毒湯若五六日定成膿也內出膿者用生
針愈速外出膿者用火針愈遲出膿者千金托
裏散或三黃解毒湯立愈忌食煎炒動風之物

鉄箍散

白芨　白蘞　南星　半夏　大黃　風化硝　欝金
五倍　共為末醋調敷

千金托裏散

歸身　白芷　川芎　赤芍　防風　桔梗　白朮　甘草
陳皮　薏仁　銀花　柴胡　連翹　花粉　山梔　角針
黃芪　川山甲　川連

清涼解毒湯

川連　黃芩　牛蒡　桔梗　連翹　防風　甘草
元參　大黃　陳皮　只殼　山梔

第二十一　重舌

舌下有紅泡皮用針刺破去血用本藥加冰片胆凡吹之内服三黃

桔梗湯徐徐服之若痛甚用火針針十數次亦可
用成字藥吹之此症其形如舌下重生一舌牽連
本舌不能伸縮用生蒲黃泡湯頻頻漱之漸消

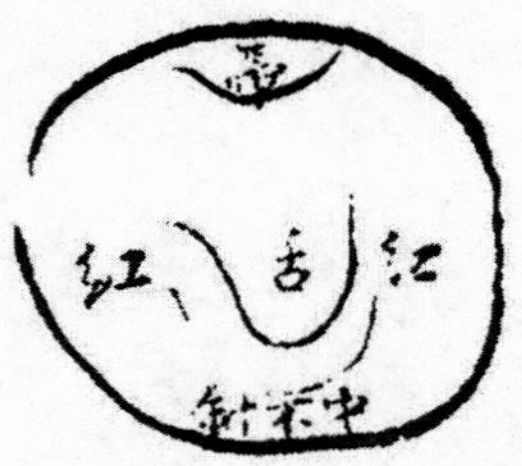

第二十三　蓮花舌

舌下生玉峰如花者與常生之症也乃腎經大陽之候舌下二泉為
玉液之穴是肺中有火也肺屬金金能生水肺中
伏鬱火水決下降致相火沸騰燃而漸生玉峰也
治法先以鉤子鉤起用刀割去漸漸用烙數次待血止

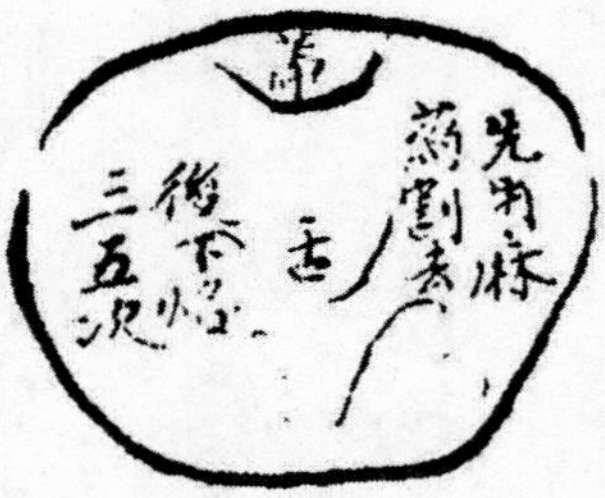

十六

可住只用本藥少加枸杞藥多加冰片合吹内服益金滋陰湯數
劑愈後忌食發物及氣惱動火之事

益金滋陰湯

麥冬　五味　吉梗　知母　川貝　當歸　川連
陳皮　白朮　白芍　花粉　甘草　黄柏　連翹
黄芪　茯苓

三因七氣湯

半夏　茯苓　川朴　紫蘇　加薑棗煎

第二十三　梅核氣

此症或因氣因火因痰或因怒氣傷肝蓋肝屬木木生火火能行痰經云氣有餘便是火也上近於咽三分飲物有碍者從此而生梅

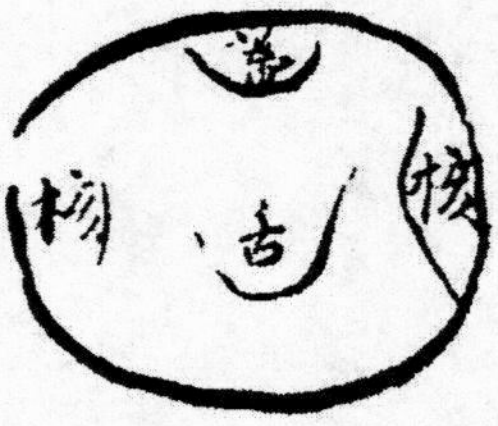

核氣要看龍鳳前後二穴有子無子有子者是梅核氣無子者氣耳此症要用火針七七四十九針以作七次為主年久者要炙外邊三穴待作方妙如不作

喉口内出咽即止用成字加冰片吹之内服清氣化痰利咽湯三十餘劑後將背陰草煮酒十斤服之除根切忌氣惱宜自戒之

清氣化痰利咽湯

只壳　陳皮　前胡　烏藥　吉梗　茯苓　白朮

甘草　當歸　檳榔　川朴　元參　白芍　香附

第二舌　舔氣痰

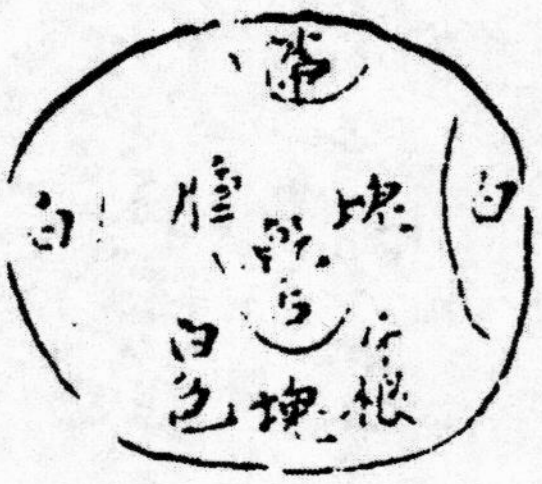

凡感風寒暑濕之侵逆喜怒憂思之鬱結苦樂榮辱悲損精神飢飽勞逸俱傷氣血肺主氣肝主血氣盛則火勝血虛則陰消痰氣既盛則客必勝主而舔氣踞其位藉此而生也飲食須徐徐而入亦不多

治法只宜清氣降火滋陰養血化痰涎攻灸上中下三穴或内用
火針如灸要作要過出烟後用清氣化痰湯又用五爪龍酒服
十餘斤餘々取效如牙根白舌下生塊厚皮如羊屎者此血枯之
症不可治之

滋血養營湯

當歸 桔梗 生地 甘草 知母 芎 花粉 加棗

清氣化痰湯

白朮 烏藥 訶子 前胡 半夏 蓬朮 山楂

六

川朴 甘草 當歸 赤芍 陳皮 元參 青皮 加姜一片

五爪龍酒方

五爪龍即山龍根一兩即葈草 桃仁六兩 蒼朮十二兩 共杵爛 每用酒一斤

煮一炷香為度 每日服一盅 神效之至

第二十五 喉痹

此症皆因君相二火上沖使風痰盛于咽喉以致牙

關緊閉不能開合語言攪痰破血為至要也火上

痰壅氣則内結結則腫腫甚則痺痺則不通

而死或云痺者不仁也治法當以寒涼直折之如腫者針刺之用成字藥加冰片吹之内服歸連吉梗湯此症又有伏陰傷寒則生此症必須推敲明白制之忌用針

歸連吉梗湯

當歸 黄芩 川連 白芍 吉梗 花粉 甘草 元參
山梔 陳皮 羌 荊芥 薏仁

第二十六 嗪舌

夫嗪舌者乃傷飲食不能進之意也經云舌乃心之苗脾之竅有

十九

不平而舌不知味也心血少而舌痒故有生聤之患有痒者下烙三次不痛者再烙亦不妨心經積熱則硬而痛甚者定死痛而不硬者將雄珠解毒散救之內服清熱養營湯條條去之此症如有翻花楊梅瘡相似起於舌上至七八日猶不治也

雄珠解毒散

雄黃 珠砂 乳香 没药 龍骨 血竭 珍珠 輕粉

兒茶 冰片 研細吹之

清熱養營湯

知母 吉梗 元參 連翹 當歸 花粉 甘草
麥冬 前胡 陳皮 茯苓

第二十七 小兒珍珠毒

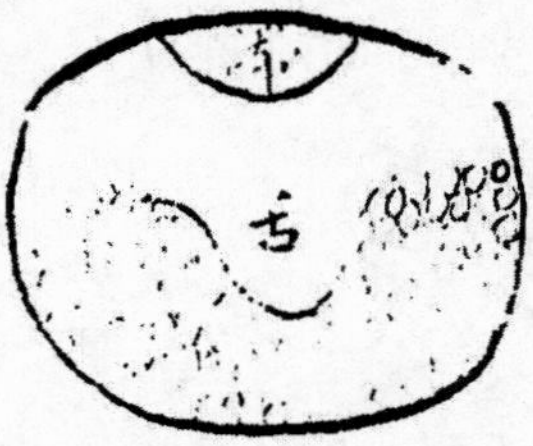

嬰兒成胎豈能自潔皆因母食辛辣炙煿厚味
懷胎數月還消不乾也有重食厚味毒氣內攻
上越於口舌爲珍珠其形數多破者用銀針挑之如不挑
將藥塗乳上待其食乳吞之其口服涼膈散忌食煎炒發物
數日即愈

廿

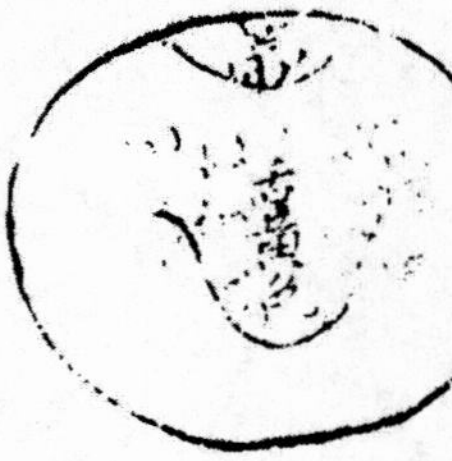

第廿八　小兒珍珠舌

小兒數歲血氣未足胃氣有餘便是火也舌無血
血不足發熱也舌乃心之苗心火沸騰舌生顆點
之毒治法次法同上

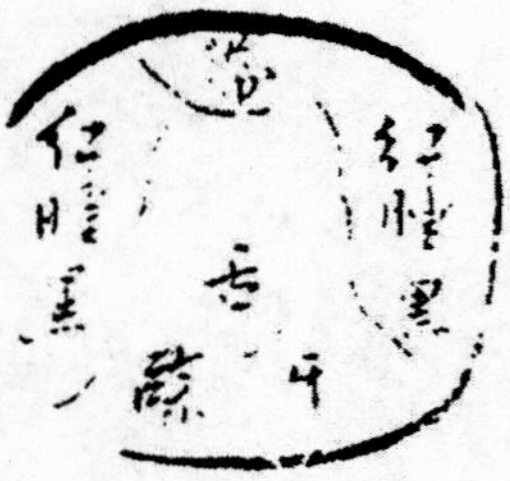

第廿九　汗後生癍

此症初起傷寒相似作寒作熱取汗不出遂致熱
毒攻於咽喉而為汗後生癍也看舌顴上氣色何如
若黑色者重症也用水一盞洗手足針少商穴出

血然後方可用鉤刀鉤破出血數次即將成字合追風散吹之内服
清咽乾葛湯立愈

清咽乾葛湯

人參 茯苓 川朴 生地 乾葛 元參 柴胡 羌
陳皮 紫蘇 防風 白芷 甘草 黄芩 牛蒡

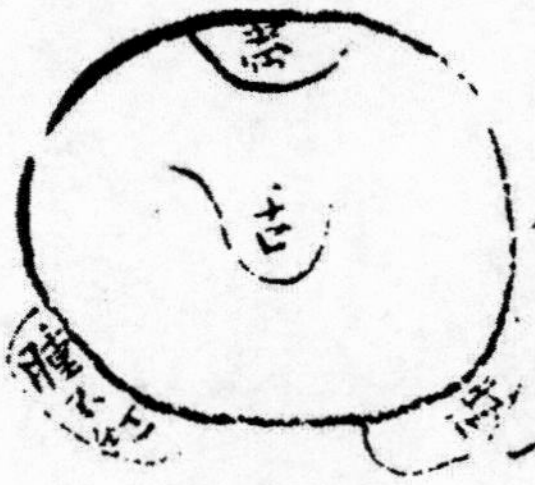

第三十 傷寒後發頤

此症傷寒後發者多由於清氣下陷熱毒上
攻結於咽喉或腮下腫或耳後腫舌下腫有此

四種爲傷寒後發瘢者何也不仁不義不定之候爲大壞

極惡之症也要推運氣治之切不可用針只要解毒噙化丸

含之外用第五症内經有敷之

解毒噙化丸　此丸治浸火症亦效

巴豆（去殼滚水泡一宿 搗去豆）將水浸烏梅一宿去核杵爛爲丸如雞豆

大每服一丸噙化

第三十一　右喉疔

喉疔者舌有外疔罕見喉疔外疔是五臟積毒所致喉疔心經

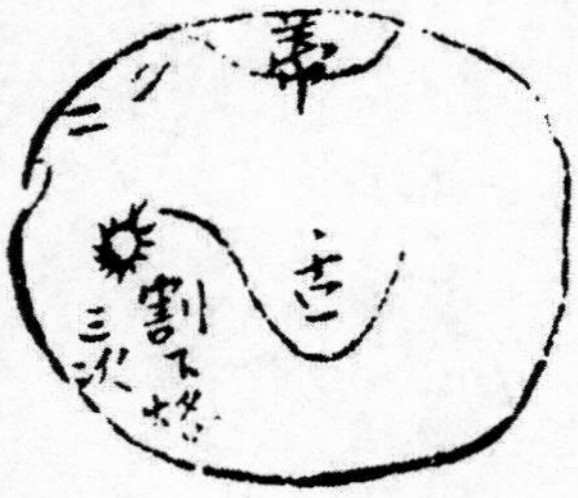

血少之故也初起如枸杞之形將麻葯吹上用鈎刀割去下烙一二次如痒者多烙不妨只用本葯合追風散吹之内服千金除毒湯即愈若此症開花黑色者不治再此症因憂思忿慮所致耗傷心血心氣先絶死可刻期若女人得之名曰春病立斃

麻葯

川烏 草烏 淮烏 細辛 射香 研細吹之

千金除毒湯

當歸 生地 犀角 麥冬 白芷 花粉 甘草 茯苓

皂子炒 川連 桔梗 元參 赤芍 陳皮 茯苓 連翹

喉疔〃噙化方

燕窠泥一塊研 青鹽少許 烏梅去核 杵爛為丸如雞豆大每服一丸

噙化徐徐嚥下

第三十二 開花疔

夫開花疔生於喉舌者百無一二生理其疔染非輕皆怒氣

傷心腎所致不開花者易治開花色黑者心腎二經氣先絕

也不可治之如不可治者將烙以吹上用鋼刀割去下烙以成字吹藥吹之內服連翹桔梗湯凡遇此症切勿胡亂行針

連翹桔梗湯

人參 黄芪 川連 當歸 連翹 牛蒡 黄芩 防風

防己 山梔 白芍 青皮 甘草 陳皮 淡竹葉

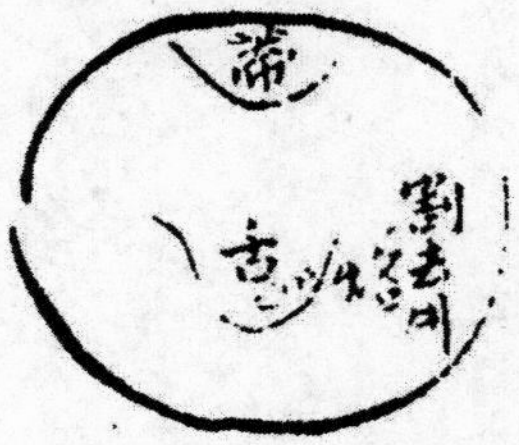

第三十三 左雀舌

雀舌者自本舌上生一小舌也硬而不動轉者在左者屬肝症在右者屬肺在中屬心腎之病也

卅三

子有瘀積于心，崔舌從生也。古云：舌乃心之苗，首病則見症於外也。用麻药吹於崔舌上，將鈎刀徐徐割去，再用烙至血止，以成字药吹之，内服連荷桔梗湯加銀花，切忌食豬首、牛肉、肝腸熱物。

第三十四　石崔舌

此症治法與上相仝，内服歸芎益榮湯。

歸芎益榮湯

當歸　白芍　陳皮　只殼　吉梗　川芎　棗仁　知母

川貝 黄芩 茯苓 甘草 熟地 元參 乾葛 川連

第三十五 舌上紅瘟

此症係心經蘊熱而生也心主南方火之病也生於舌上如拳或如櫻桃或痛或不痛々者將針刺破去血用成字加明綠礬吹之三日後用生肌散搽之即愈如不痛者用刀割去舌尖將前藥吹之內服連翹桔梗湯舌下腫硬必定生膿潰又宜針々去膿用千金托裏散服之立效

第三十六 舌下生膽

方

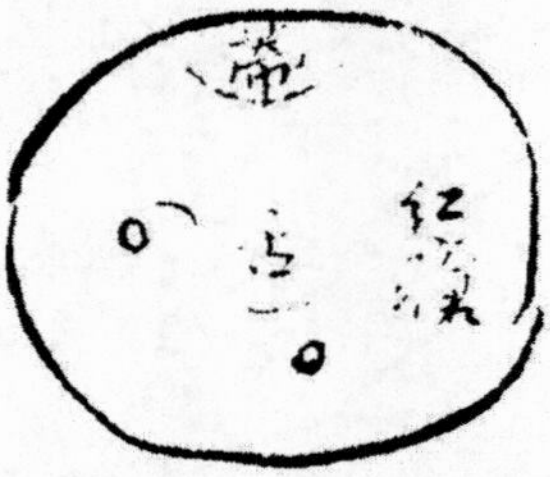

口者脾之竅，舌者心之苗，諸經都彙于口邊。

口臭生瘡熱在胆也，舌下生瘡心經熱也，內服

元參吉梗湯，外用成字均字加冰片吹之或追

風散吹之亦效

元參桔梗湯

吉梗　連喬　山梔　川芎　白芍　防風　陳皮　歸身

元參　黃芩　知母　甘草　黃連　茯苓　溪皮　升麻

薄荷　前胡

預防喉症要訣

凡人於三四月間患喉症者皆因天寒冰樹至春始發須以初交冬時多買菜菔葉攤屋上任他日晒夜露風吹雪打至春前一日收下掛無日處陰乾春二三月切碎將醬或鹽放在碗中飯鍋上蒸熟當小菜食之甚妙一家永無喉症若患喉症者將此菜煎湯服之

喉閉方

手足厥冷氣閉命懸須刻一時無藥或有藥不進者將兩臂

廿三

以手勒數十次取油頭繩扎大姆指以針刺指甲邊血滴其痧即解男左女右重者兩手齊針

又用鴨嘴胆礬研細以釅醋調灌吐出膠痰即愈

急喉風

取蜒蚰入瓶加烏梅肉鹽之即化爲水遇患者取少許滴喉閉即愈如無現成收好者即取蜒蚰一条將烏梅一個去核包蜒蚰在内孔定含口中其水流至喉間立愈

又枯凡乂百草霜二分研細雞膍內黄皮同研細以筆管吹之嘔出膠痰立效

又以牆上壁蟢窠數個竹葉夾扎住在火上炙研細吹入喉中血散瘀消立愈

又喉間乳蛾取馬蘭頭汁漱之立效

臘月八日取雄猪胆一個裝入白礬末陰乾研末次年臘月八日再取猪胆入前猪胆礬末陰乾如此三次遇患者用一分吹之凡單双蛾喉癬喉癰腫痛吐嚥不下命在須臾者吹之皆效此神方也宜預製以救人

一纏喉風

廿六

熱結於喉腫痛於外且麻且痒者急宜牽牛鼻繩燒灰吹之神效

鎖喉風附

凡遇此症先於頸頸邊搽香油用錢一文括之如刮痧樣其痛稍緩好乘勢進藥甚者或刺十指少商穴及曲腕委中等穴

一法以人指甲煅研吹喉立瘥

一法以廣東萬年青搗取汁灌之立瘥

一法以壁蟢窠和白礬燒研吹之

一法勢危者刺出舌根下紫血亦瘥

一法以生桐油用鵝翎蘸之攪喉探吐嘔出痰涎為至要

多有得生者也

廿七

秘傳喉科一卷

〔清〕西園鄭氏傳　〔清〕汪成恒抄録

清抄本

秘傳喉科一卷

本書爲中醫喉科專著。汪成恒，字可階。據書中自述，本書出自『西園鄭家』，即安徽歙縣以鄭宏績爲代表的西園喉科世家鄭家，屬於未刊行的『祖傳喉科秘訣』。鄭宏績，字慎齋，號禹東，生活於十八世紀，父于藩、伯于豐、堂兄宏綱皆爲喉科名醫。子承湘、承海，孫麟、塵亦有醫名。宏績支系居鄭村西園，故世稱『西園喉科』。書中列有四十三種喉科常見病證，一病一圖，圖以示病，圖下附有病因及治療方法，并開列外用吹藥和内服藥湯方。圖形描畫較爲精細，方藥實用可取。

秘傳喉科

不可輕傳於人

喉科諸症目錄

汪敁恒可階手抄錄

降雪　喉痧　紫金痧　鵞口白雪　斑疔

上腭懸癰　喉丹　單乳蛾　右疔瘡　嗪舌

左雀舌　纏舌喉風　右雀舌　走馬喉風

走馬牙疳　單双蛾並乳蛾　双舌乳蛾

梅核氣　喉痺　匝舌癰　小兒珍珠毒

小兒舌上珍珠　舌上紅瘡　吞舌喉風　死蛾核
開花疔　喉痈瘡　双喉瘡　舌下蓮花瘡
豚氣症　兜腮瘡　重舌　舌下瘡　木舌
右陰瘡　舌瘡　汗後生瘡　左陰瘡
傷寒後喉瘍　毛口痈　五色喉痧

喉科諸般当服之藥味　洪村汪可潛咸恒手抄

金銀花　炒黃芩　黑山梔　地骨皮　枳殼　石斛

炒大力　川古勇　大麦冬　連翹　柴胡　白芍

細生地　生甘草　蘇薄荷　元參　荊芥　黃柏

小青皮　甜桔梗　天花粉　陳皮　茜根　川芎

黃芪　防風　葛根

姜仁　前胡　當归

加生石羔　黑蘇子　水芹菜　窓　論热而加不必一定

西園

鄭家祖傳喉科秘訣不可輕傳於人

諸般症勢列后　没水藥詳諸方列於後

胆丸
珍珠　熊胆　琥珀　犀角

專治喉內諸般大小症沒藥總方

青魚胆　西牛黃　射干花根
元明粉　梅花片
飛硃砂　川黃連　共為細末吹喉最妙
山豆根　石青
寒水石　青黛

紫雪丹

飛青黛五　山豆根三　元明粉五分　川黃連五分　青魚胆一分
飛石青五　人中白五分　冰片三分　寒水石三
飛硃砂五　飛胆丸五分　西牛黃二分　射香一分　共末收貯聽用

碧青

苏薄荷不下 青鱼胆不下 明雄黄八下 琥珀下下 月石工

川古勇工 飛石青工 飛青黛五下 冰片二下

共为细末收貯听用

降雪

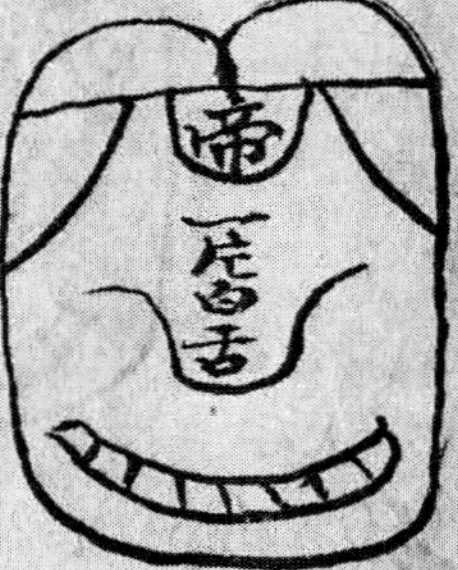

此症属於肝火

热毒成为降雪

扎在降至喉嚨

难以医治当以清

解治之为妙

白雲丹

月石 人中白 元明粉 冰片

射香 山甲不 藥珠炙粒

共为极细末吹之为妙

水药方

黄芩 麦冬 柴胡 生甘草

银花 胃皮 茜根 苏薄荷

黑栀 大力

灯引

喉痧

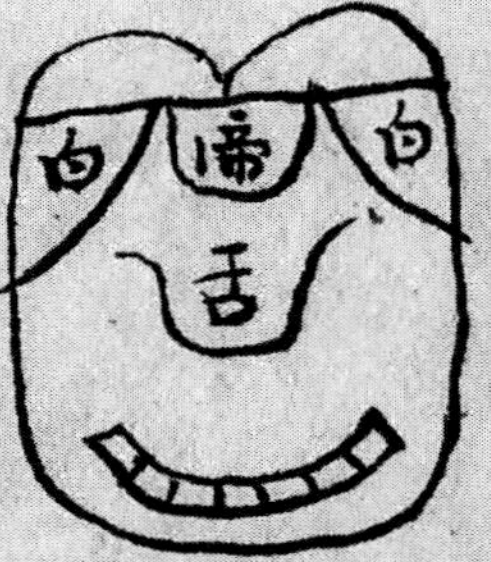

此症屬於心肝二火上攻因積成喉痧當以清涼之法以治倘或熱甚不退難望愈之必絶症也

水藥方

淨良花　蘇薄荷
炒大力　甜桔梗
大麥冬　黑山梔
炒黄芩　石斛
加灯心
加車前艹數根爲引

吹藥方

真川連　（提淨）人中白
飛神砂　元明粉
真梅片　蘇薄荷
飛青黛　寒水石
共爲細末
吹嚨即全

熱毒攻於咽喉以致喉中發出紫金痧治法以清解爲主數日即愈

紫金痧

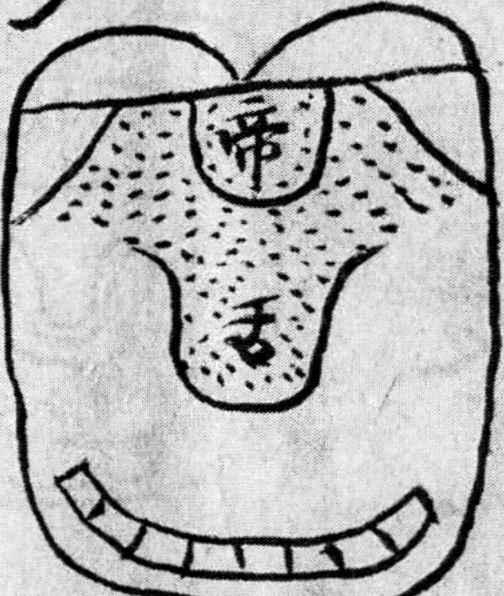

黃龍丹

月石 梅片 山豆根 射干 人中白 飛硃砂
川黃連 元明粉 石膏
共爲細末吹之即愈

水藥方

炒大力 連召 桔梗 大麥冬 薄荷
紫金皮 元參 良菀 炒黃芩
黑山梔 升麻 石斛 生甘草
又引

鵝口白雪

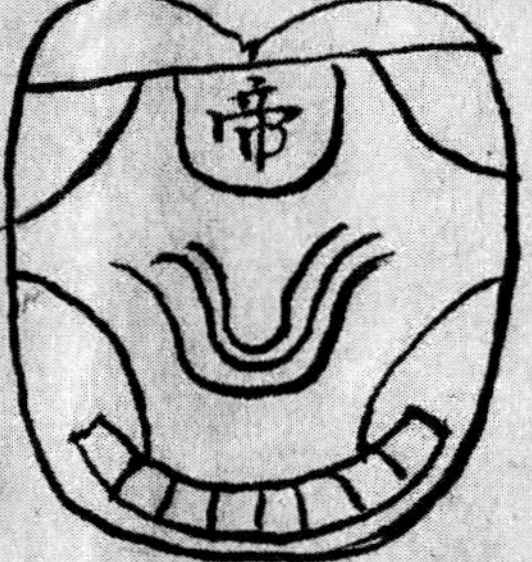

此症生於舌上兩边并牙根起如綿花雲霧滿喉中痰壅極亦不退雪色不消必死形也

赤雲丹

人中白　石羔　月石　辰砂　山甲末

真梅片　川連　青黛

共為細末吹之

水藥方

銀花　石斛　麦冬　薄荷　元参　生甘草

大力　黄芩　黒梔　桔梗　連翹　山豆根

加生石膏為引

府里生於舌上喉出血壅不上臭氣難聞方不穩其元氣治当疎通調理必愈

青雲丹　熊胆　梅片　石膏　山豆根
黄連　金白　辰砂　茜子根
共為细末吹喉立愈

班府

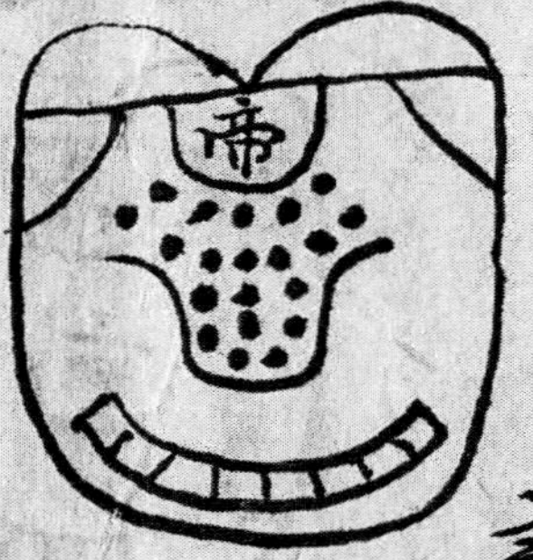

水药方

升麻　只壳　元参　蓁艽
桔梗　柴胡　連召　麦冬
防風　青皮　紫苏
水引

熱毒攻於咽喉上腭紅腫定生懸癰相火冲也初起針其下不可針其上吉血以散熱毒後用吹药内服加味桔梗利痰湯如已成膿用鈎刀鈎破冰片射香末药吹之若瘡难愈服归芪托裡散忌發物之食

上腭懸癰

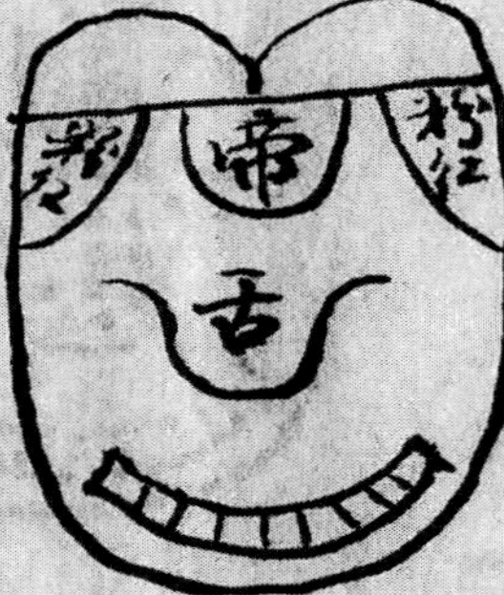

加味桔梗利痰湯

桔梗　卮子　甘草　牛蒡子

薄荷　元參　陳皮　黄芩

荆芥　赤芍　葛根　山豆根

連翹　黄柏　花粉　知母

水煎服

喉丹

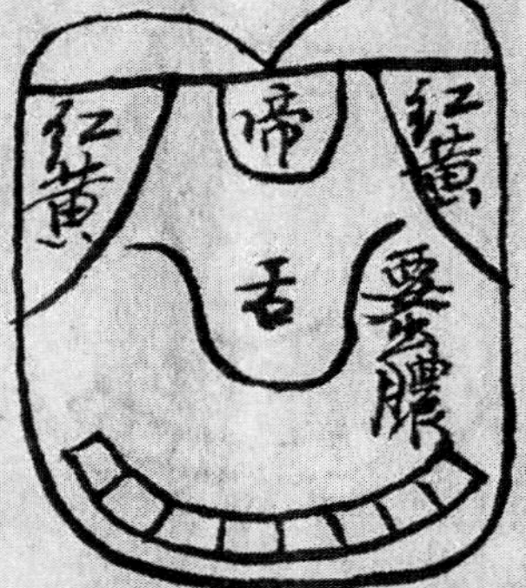

此症热毒蓄積致生喉丹乃係腎水虧虛火攻肺金冲到咽喉之間生出紅腫治宜以針刺出血再用藥吹之内服清凉之法

赤霞丹

人中白　石膏　月石　辰砂

真梅片　川連　青黛　川甲爪

共為細末吹之

古云肝屬木木生風行莫測更能動火熱毒貯於咽喉之間或爲單乳蛾也初起用針刺出惡血用藥吹之爲妙此症有地位在上爲懸癰在下爲舌癰在喉邊居中者是也

單乳蛾

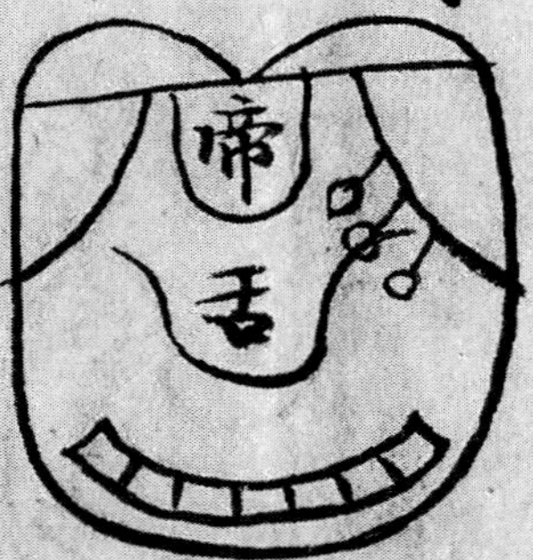

十八味煎藥

銀花　黄芩　川芎　当归
陳皮　只殼　荊芥　防風
元參　白芷　甘艸　赤芍
黄柏　連召　薄荷　牛蒡
桔梗　黄連　水煎服

思慮損心血而起危症也初以枸杞子先吹麻药次用鉤刀割去下咯痒則多割不妨再用吹药散吹之又以吹風散吹之内服千金解毒湯若疔開花黑色者不治女子患此名着瘡主死

右疔瘡

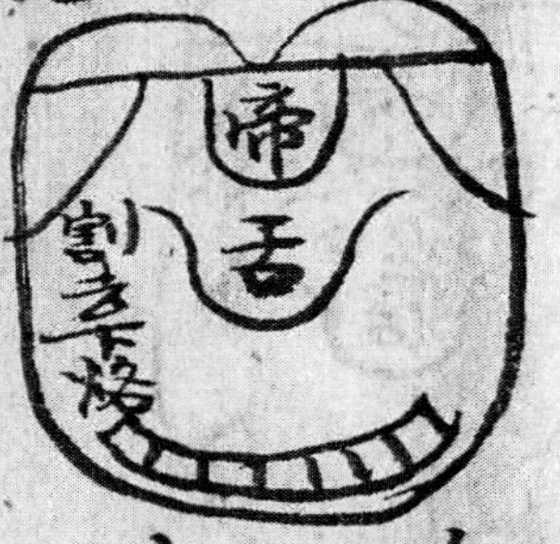

千金解毒湯

归身　皂角　甘草　麦冬
茯苓　元参　花粉　黄芩
生地　白芷　連召　黄連
桔梗　赤芍　陳皮
加竹葉根水煎服

麻药方

川乌　共为極細
草乌　末吹之
淮乌
細辛
射干

追風散

川乌　牛膝　真雄黄各為末
草乌　射干少許
加冰片吹之

經云舌乃心之苗脾之竅內有一臟不平則食不知味今因心血少而壅熱故生瘡也或硬而腫甚者主死疼而不硬敷雄珠解毒散服清熱養榮湯或癢則烙

噤舌

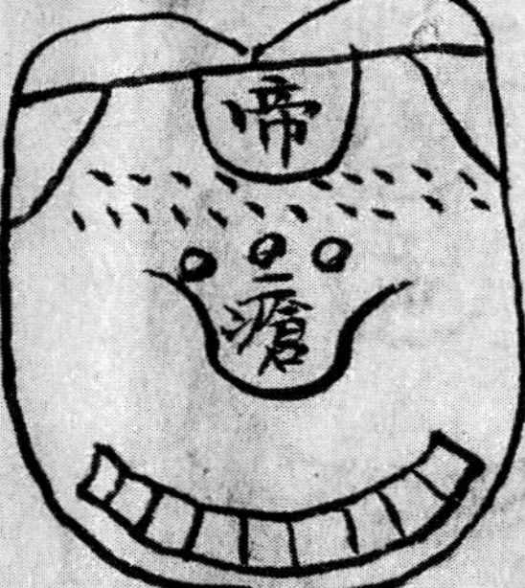

雄黃解毒散

雄黃 銀硃 乳香 龍骨 珍珠

兒茶 冰片 沒藥 血竭 輕粉

清熱養榮湯

知母 桔梗 元參 連召 當归 花粉

甘草 麥冬 黃芩 茯苓 陳皮

大棗二枚水煎服

舌傍生小舌硬而不能轉動右屬肺左屬肝中屬心胃總由痰積於心而生也
先將麻藥散搽上用刮刀徐徐割之以纏烙烙之則血止用吹藥內服連翹桔梗湯忌發物

左雀舌

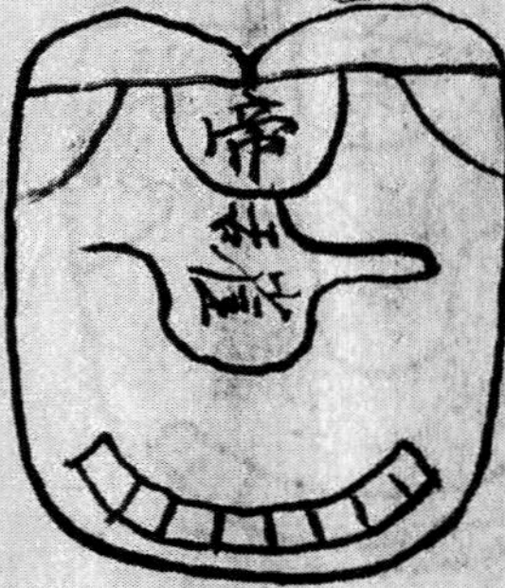

連翹桔梗湯

薄荷　青皮　陳皮　黃芪
茯苓　只殼　人參　防己
白芍　甘草　防風　黃芩
連召　川連　牛蒡　梔子

加灯心　竹葉　水煎服

風為百病之長善變於各形今水虧火盛痰壅氣動乃之於口故著此症治法先在面上氣色死活方可用藥引針去痰盛可通痰藥法用追風散加冰片射香吹之内服防風通聖散若硬〻作硬用藥箍散加冰片射香敷之舌生硬者不治

纏舌喉風

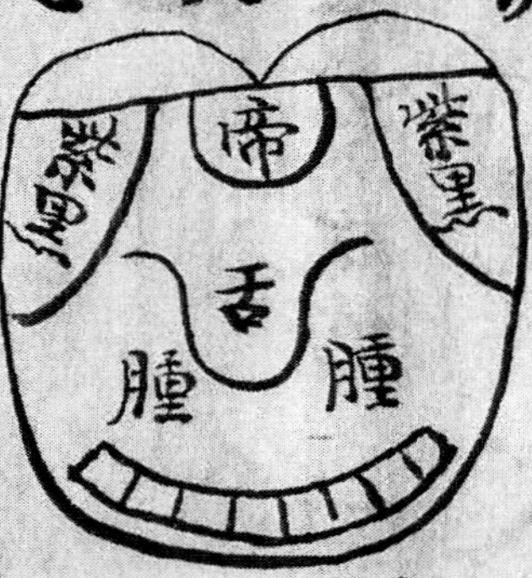

藥箍散

風化石灰一两　五倍子一两　白芨一两　白蘞五钱

芙蓉葉一钱　人中白五钱　大黄一两　半夏五钱

共為末一半搽一半醋調敷乾以醋潤之

防風通聖散

甘草　白朮　荊芥　麻黃　防風

川芎　當歸　大黃　桔梗　薄荷

連翹　石膏　梔子　白芍

灯心一丸水煎服

服归芎益榮湯餘同左雀舌治法普異

右雀舌

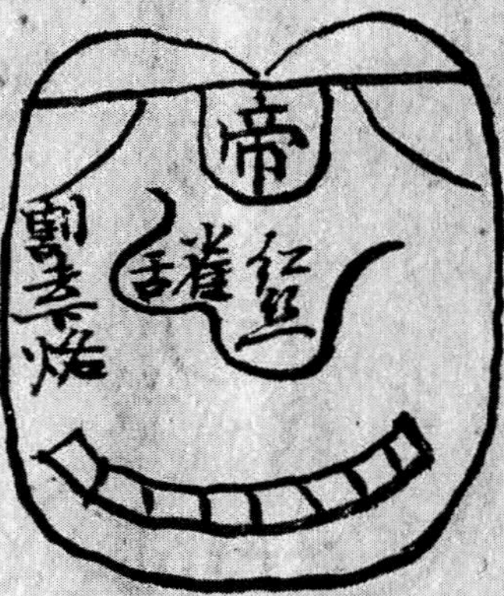

归芎益榮湯

當归　陳皮　知母　甘艹

白芍　只壳　蔞仁　生地

川芎　桔梗　川貝　元參

黃連　黃芩　茯苓　葛根

水煎服

胃火生于心火腎火壓于脾火四火相攻流注於口其症痛不可忍臭不可近齒牙脫落速用三稜針刺舌上下悪血吹以萬年青散並追風散加冰片射香雄黃硃砂只凡合吹之內服千金解毒湯不可用針刺舌上中間

走馬喉風

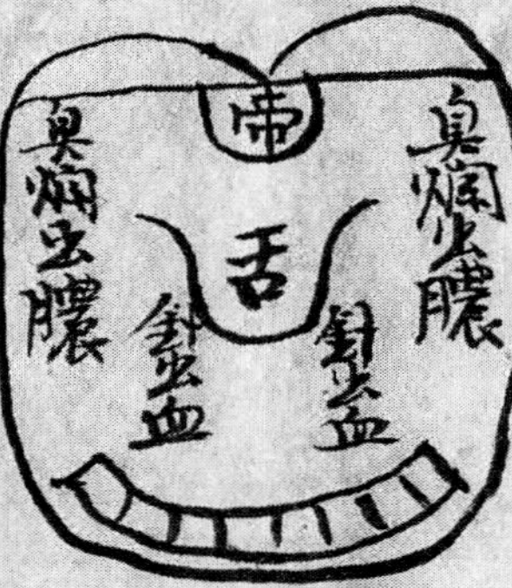

萬年青散

萬年青燒存性　黃柏　月石共五分

伏龍肝少許　兒茶

共為末吹之

牙根黑爛臭不可近治宜清胃降火先用白馬糞合井水三杯擂濃汁
半杯加追風散嗽之後用萬年散加冰片射香併追風散合吹之內服清
胃梔連抑火湯此系敗毒雄黃解毒散方見第七

走馬牙疳

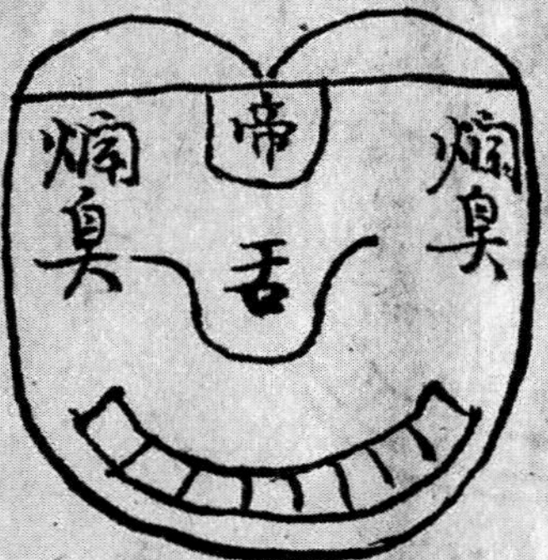

清胃梔連抑火湯

梔子　黃連　黃柏　花粉　赤芍
薄荷　陳皮　青皮　赤苓　只殼
前胡　柴胡　桔梗　甘草

加灯心水煎服

生喉傍或乳豆一边者為单蛾兩边者為双蛾皆為火瘀有白点者為乳蛾該当以生針去血用吹药散加冰片吹之内服舒鬱降火湯或牛蒡子湯十數服

單双蛾並乳蛾

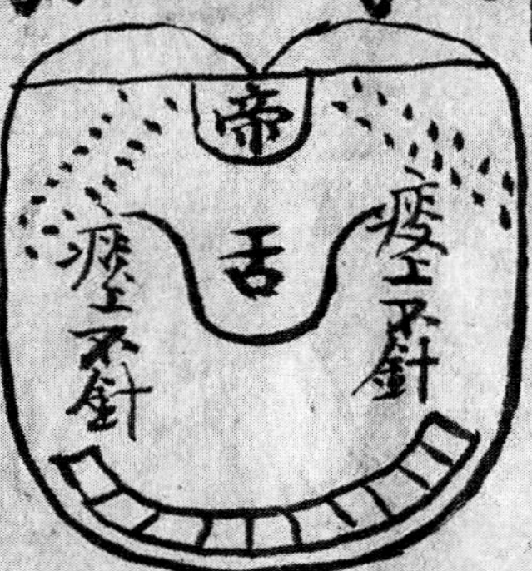

舒鬱降火湯

香附　陈皮　貝母　青皮　黄連
花粉　甘草　麦冬　黄皮　茯苓
元参　只壳　黄芩　蒼朮　桔梗
没藥　連召　白朮　梔子　水煎服

牛蒡子湯

牛蒡　白朮　麦冬　甘草　黄連
青皮　陳皮　桔梗　梔子
当归　香附　茯苓　黄芩
水煎服

双舌乳蛾

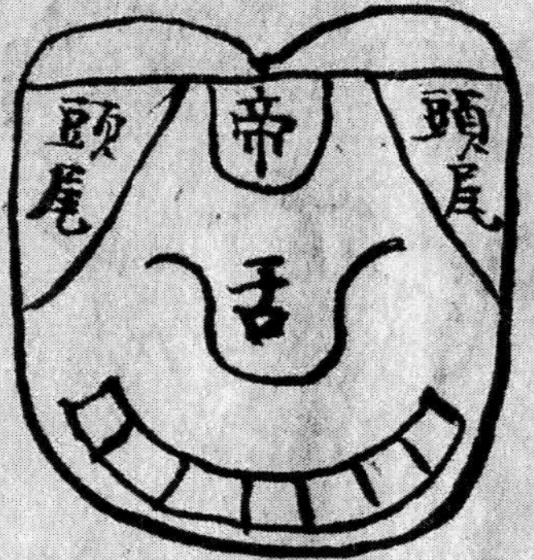

水不能制火，火動痰升，其症生於帝丁之傍一边者為單蛾难佳治

兩边腫者為双蛾易治，先擯去其痰，將磁針刺出其血，用吹药

散加冰片吹之，內服三黃桔梗湯

鬱怒痰火結于咽喉帝丁之際狀如梅核先於龍窠二穴有子者是無子者氣毋也無痰下火針灸四十九針至作七須如年火者針外边之穴待炸方好如不作炸喉内烟出即當用吹葯散吹之内服清氣化痰利喉湯廿餘剤再用皂浸背阴艹十斤服之除根戒怒忌口

梅核氣

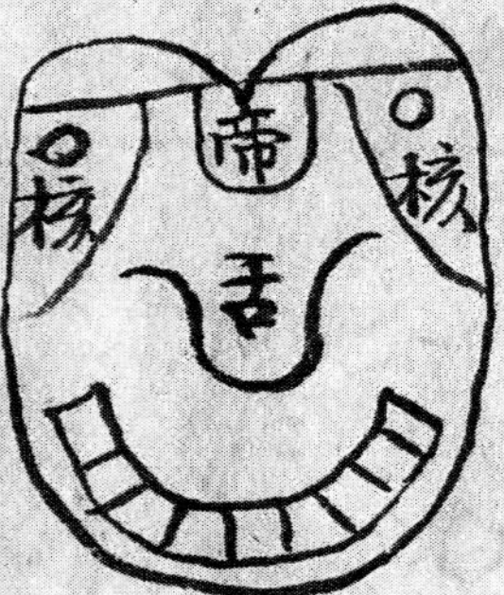

清氣化痰利喉湯

只壳　黄芩　当归　乌药
茯苓　甘艹　前胡　厚朴
白芍　青皮　香附　吉更
陈皮　白朮　梹榔　元參
水煎服

背陰草也方

背阴艹即玉抱龙　每方加梹榔、廣木香、陳皮 三錢
甘艹五　每葯每用甘灰正二斤同入瓶面泥封固
重湯煮一炷香取出埋入土内三日出火氣所用

痺者不仁也痛也君相二火上冲咽喉風痰壅盛牙関緊腫痛不通治法先刺腫処次用吹药散内服归連桔梗湯

喉痺

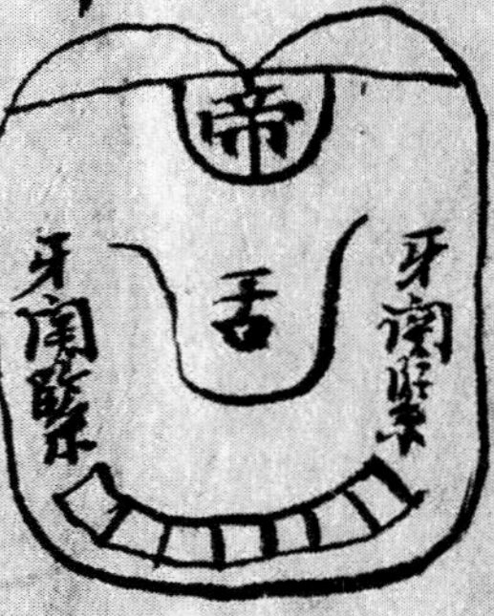

归連桔梗湯

当归　黄連　黄芩　連召　白芍
元参　甘艸　桔梗　栀子　陈皮
只壳　荆芥　花粉　姜仁

水煎服

匝舌癧

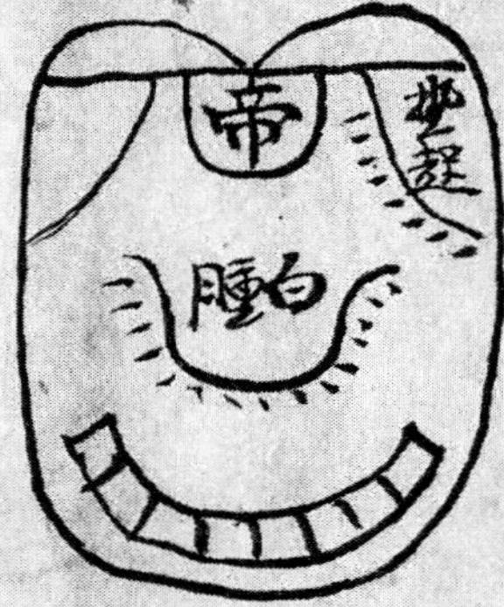

天地厚氣入于内因生痰火而発唇白眼白口吐
痰沫不湧泉滿舌生癧疮瘩舌上白胎二边
或腫或不腫治法溫冰洗足手將舌边疮
瘩尽行刺破多出血再擦並刺少商穴后
用吹藥散加追風散吹之内服三黄桔梗湯
加連翹連進二三剂緩則不救耳

小兒珍珠毒

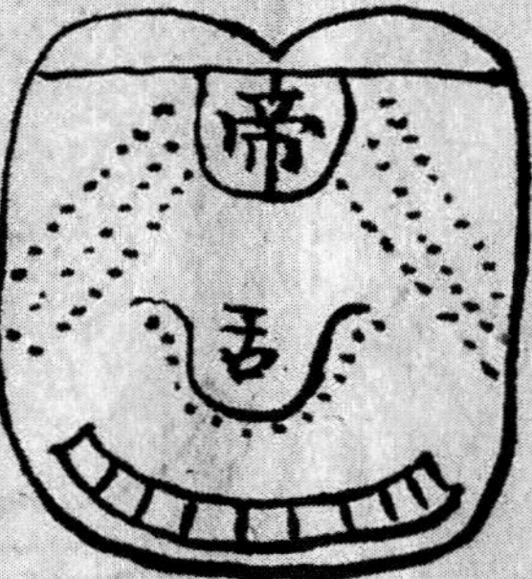

胎中受母之毒辛辣煎炒熱物生後加以厚絮重綿故舌上喉邊皆成瘡毒也如已破者用吹藥散吹之如未破者用針刺出血以吹藥搽之併將吹藥搽乳豆與兒吃之服涼膈散一二劑母子俱服乳母忌口

涼膈散

梔子 黄芩 薄荷 甘草 花粉

元參 赤芍 陳皮 只殼 水煎服

小兒舌上珍珠

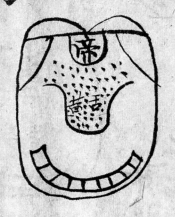

氣血未足心火上升故舌上累如珠也搽以吹藥內服清膈涼膈散

涼膈散

黃連　花粉　梔子　桔梗　薄荷

黃柏　甘草　牛蒡　連召　赤芍

用水煎服

此症忽經起熱見舌上狀如櫻桃或痛或不痛先以麻藥割去下烙刺破去血以吹藥加冰片吹之後用生肌散或定痛散搽之內服連翹桔梗湯如有膿者則刺破服千金托裡散

舌上紅癰

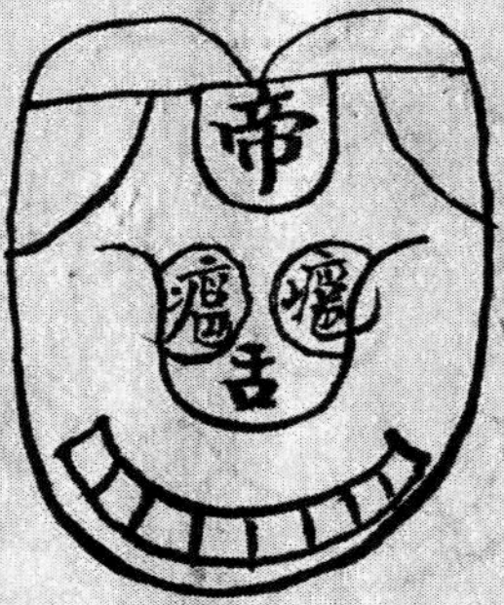

定痛散

乳香去油 沒藥去油 龍骨煅 白占 赤石脂 川連 蒲黃 飛石羔 共爲末加冰片研極細收貯聽用

連翹桔梗湯

當歸 桃枝 桔梗 薄荷 陳皮 川連 半夏 茯苓 甘草 石羔 姜三片竹葉水煎服

千金托裡散

人參 白芷 麦冬 花粉 防風 桔梗 米仁 白朮 當歸 川芎 川連 白芍 水煎服

状米制火之升于舌以面紫牙關緊急舌強者爲火喉風舌白者舌強或破或不破是火舌喉風也先針舌尖出血用均宿散並追風散加冰片射干、吹之內服疏風抑火湯以痰盛用滌痰湯此症遲救即死及看太阳氣色若痰腫以角弓反張不必下藥耳

火舌喉風

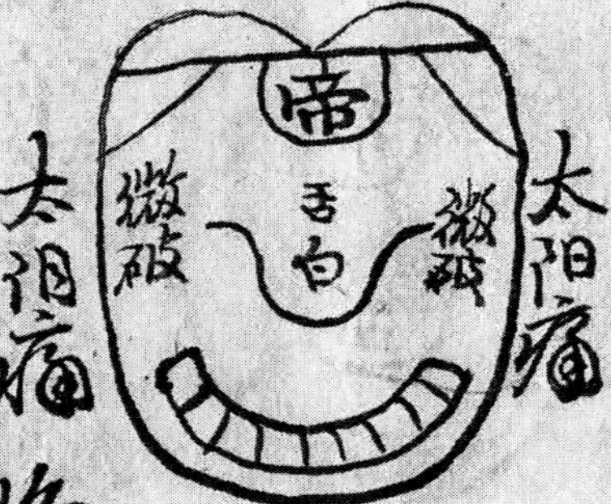

疏風抑火湯

荊芥　半夏　羌活　桔梗　姜蚕　升麻

花粉　當歸　牛蒡　黃芩　赤芍　加生姜一片煎服

滌痰湯

桔梗　花粉　南星　蔞仁　石羔　只壳　青皮

厚朴　陈皮　甘草　米仁　加姜一片加竹瀝半盃

此胃中实火膈上者痰故結核于帝丁之傍狀如豆立也色白者發大色紅
為实火年小者用生針年大者用火針或刮去下焰內服桔梗湯十餘剂

忌口

死蛾核

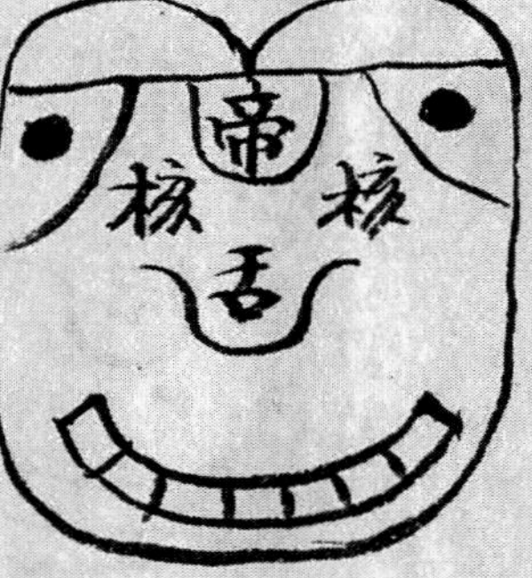

桔梗湯

川連五 香附主 桔梗多 甘艸工
元參主 只壳工 黄芩主 陳皮个
加灯心數根水煎服

開花疔

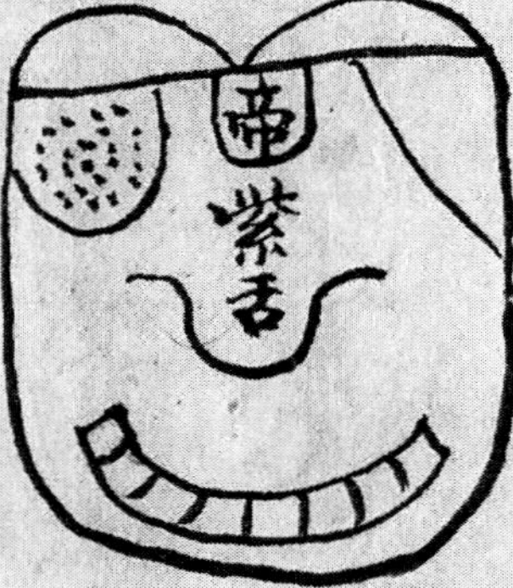

氣傷心包傷腎水火不能既濟危症也若未開花時用麻藥吹上將刀割唇用吹藥吹之內服連翹桔梗湯加已開花心背已絕不治

本因脾胃火毒但色白者因怒而得也紫色并粉红者结毒瘡也色黃者炎瘡也
生於帝後者易治生於帝前難治生于帝兩傍者為過橋甘更難治先用八珍
散合均药加赤石脂徐徐吹内服归連解毒湯加紫附末药二三貼忌口淨

喉疳瘡

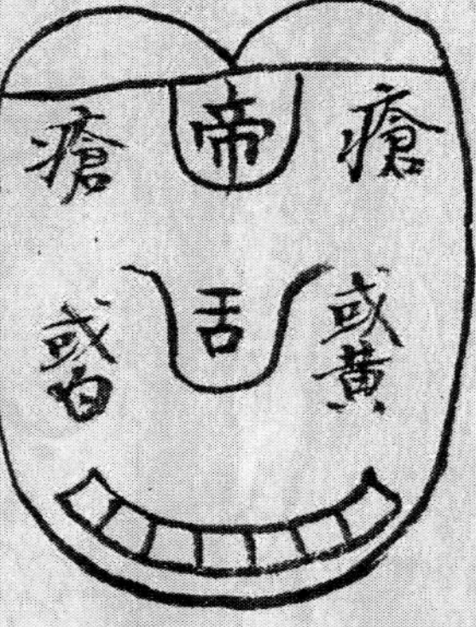

八珍散

天灵盖五分 乳香去油 没药去油 黃丹飛 龍骨煅
珍珠 石羔 輕粉 共為末加冰片和匀吹

归連解毒湯

当归 梔子 甘草 川芎 陈皮 桔梗
薄荷 連召 良薑 花粉 黃芩 茯苓
五加皮三分 白鮮皮 牛蒡子共研為末外加皂莢七枚灯心一丸土茯苓四兩
水煎服虛者加人参

心肺胃三經伏热風痰上升發于喉之兩边不问針灸總要出血為先以均药加冰片吹之内服三黄桔梗湯或于腮注耳鼻中出者以吹鼻散吹之内服千金解毒湯

雙喉癰

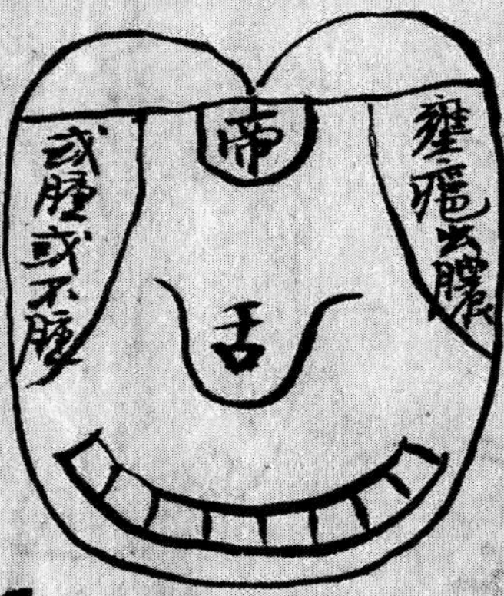

吹鼻散

治男女小兒中風痰厥牙關緊閉不能下药喉中乳蛾不能言者小兒驚風痰迷不省人事將此药用井水磨汁以棉紙蘸药水滴入口鼻中但能用口痰响即活其效如神

元胡索三 射香下 青黛下 牙皂廿四个去弦

共為研末以清油調成錠每重下阴乾收貯听用

又方 硃砂下 朴硝下 川芎下 共為末吹鼻即開

又喉中吹药方 硃砂下 朴硝下 共研细末吹喉其痰即出

舌下有白水玉液之穴若腎水不足則相火上炎而來五峰為蓮花之狀故名先以鉤鉤起用刀割下微微烙烙數次待血止可住用的藥加冰片吹之內服一金蘇陰飲忌口

舌下蓮花癰

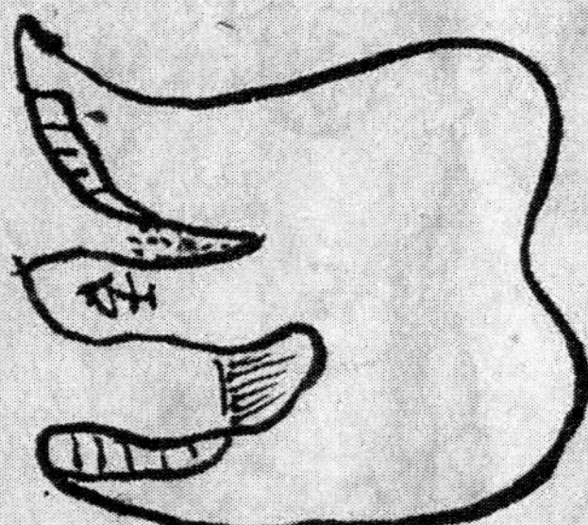

一金蘇陰飲

五味子　白朮　川貝　甘草

川連　黃柏　白芍　當歸

花粉　知母　連翹　茯苓

桔梗　陳皮　麥冬

水煎服

肝肺血枯火熾痰盛以致舌強不仁法當清氣降火熾滋陰養血大化痰涎或用火針炸出口內生烟服清咽化痰湯緩服背陰卅湯徐徐取効如牙根白色舌上下生泥屎如羊屎者血枯已極難治

舐氣症

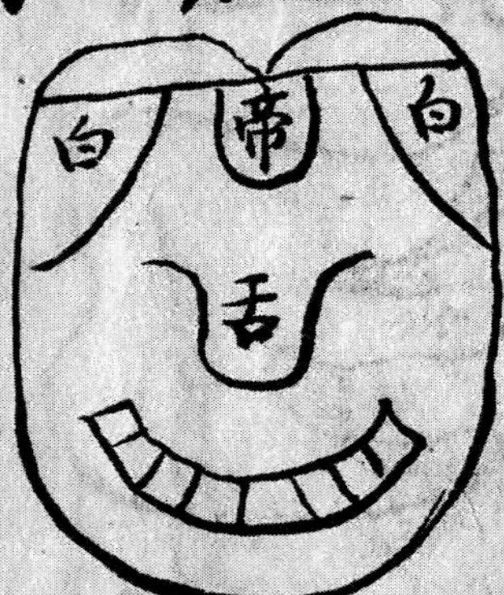

滋陰養榮湯

當归　甘草　桔梗　生地　知母

白朮　黃芩　麥仁　桑皮　川貝　棗三枚煎服

厚朴　花粉　杏仁　棗仁　茯苓

清咽化痰湯

白朮　烏藥　訶子　前胡　半夏　蓬朮

三稜　甘草　麥仁　厚朴　當归　薑三片

赤芍　陳皮　只殼　青皮　棗仁

水煎服

熱毒盛于肝經積于上故頂舌皆生瘡也若發于項後一寸三分名里麻瘟難治初起用鉄箍散內服仍連翹解毒湯若五六日成膿內用生針見愈外用火針過愈後服千金內托散或黃連解毒湯過口

兜腮癰

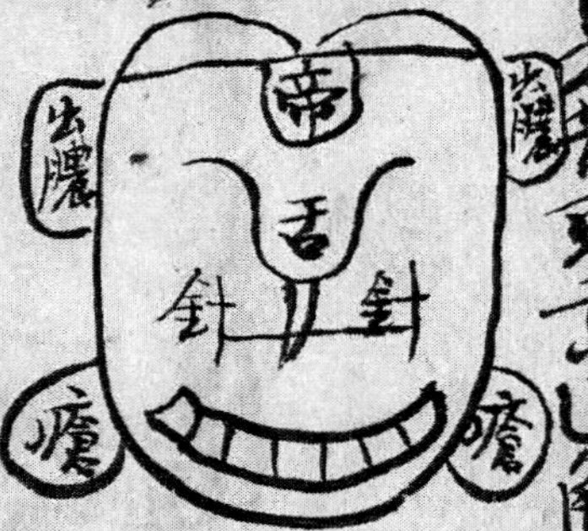

千金內托散

当归 白芷 川芎 防風 桔梗 赤石脂
甘草 银花 陳皮 麦仁 花粉 柴胡
川甲 川連 黃芪 連翹 梔子 皂角刺
水煎服

鉄箍散

白芷 大黃 一金 南星
白蘞 白微 五味子 半夏
共為末 用醋調敷

黃連解毒湯

川連 甘草 桔梗 只殼
元參 大黃 薄荷 防風
牛蒡 陳皮 連翹 梔子
水煎服

重舌

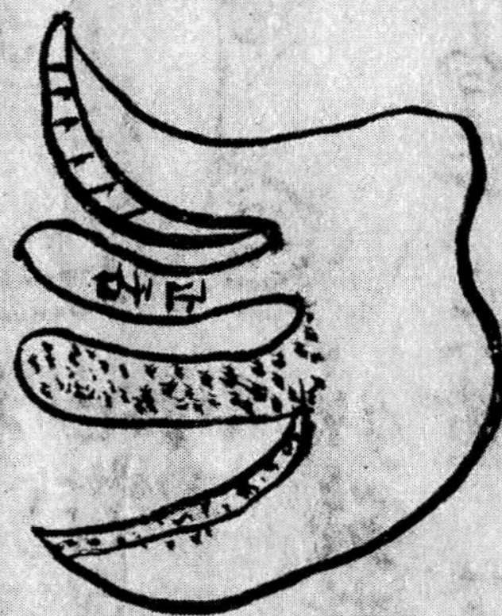

心經受热故舌下生一小舌红色有絲先挑破出血用藥加胆凡冰片射香吹之内服三黄桔梗湯

舌下瘡

心經壅熱而生治以桃花散內服元參桔梗湯
再用吹藥加冰片吹之

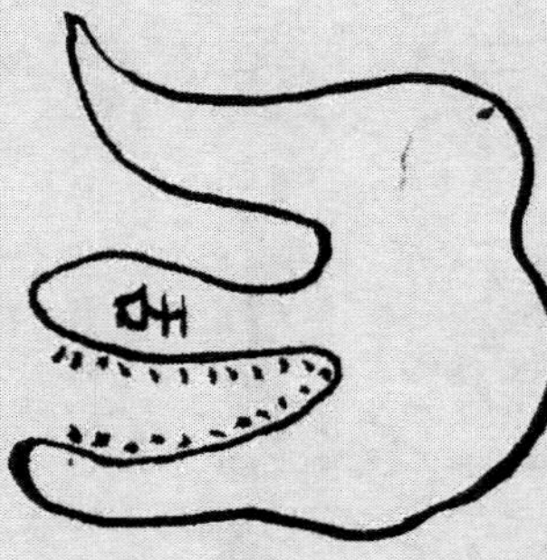

桃花散

人中白煅三錢　石羔煅五分　硃砂飛三錢　雄黃一錢
血竭　丹頭三分　川連五分　冰片五分
共研細末瓶貯聽用

木舌

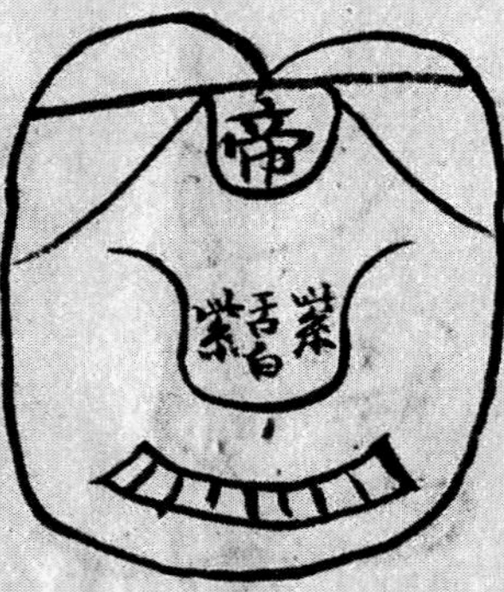

心火挾痰心強而不知味其色白
而邊紫多發于肥人以肥人多痰
故此法當清心養血降火除痰外
以吹藥吹之

右陰瘡

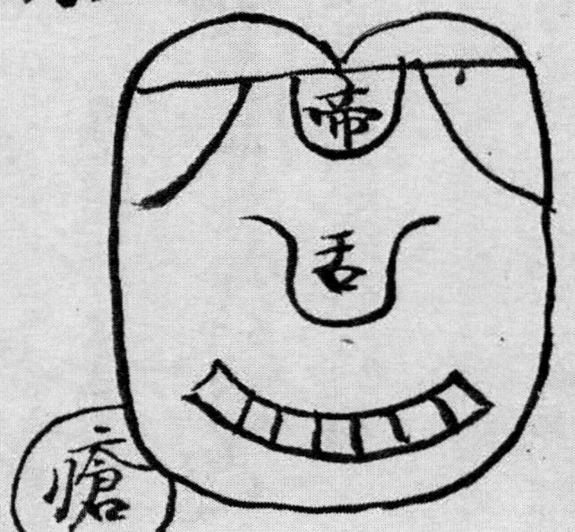

男左女右係陰囊血

陰蹴血充諸病自已

舌癰

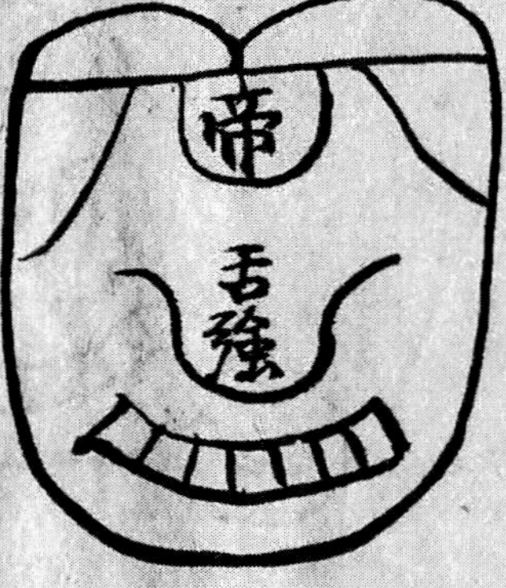

心火旺而怒氣傷以致舌強成癰初起刺血以吹藥加川烏草烏吹之内服三黄桔梗湯或涼膈散將成膿則去膿而服十八味煎藥內貼忌口 十八味煎藥見單乳蛾

初起作寒作熱狀似傷寒發汗不出熱毒攻於咽喉其色紅腫而黑牙根紫先用温水洗手足針少商穴用鈎刀出紫血以吹药合追風散加氷片吹内服清咽葛根湯加牛蒡水煎服似面黑者難治

汗沒生癰

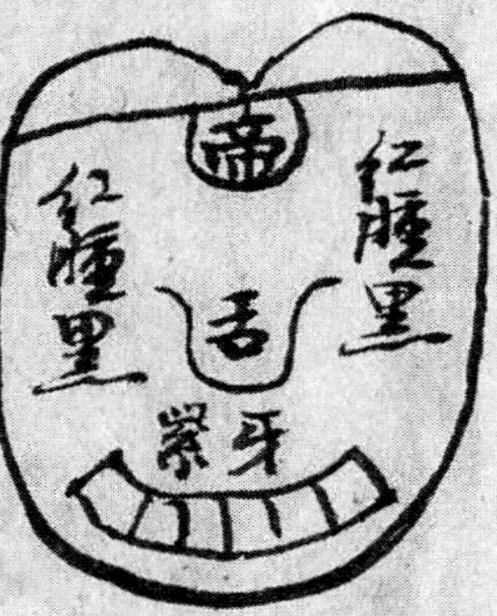

清喉葛根湯

紫蘇　黃芩　防風　白芷　茯苓
陳皮　葛根　人參　生地　厚朴
只壳　甘草　元參　柴胡

加灯心水煎服

左陰瘡

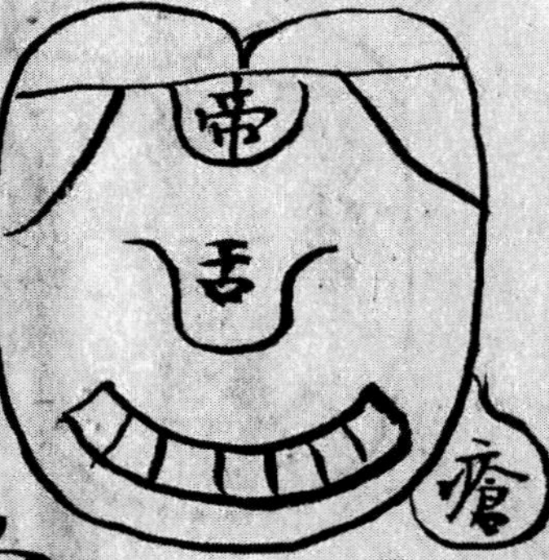

此毒乘虛结於腿傍初起用甘草湯洗净搽以八珍湯散貼以膏药每日洗兩次五日后用白玉膏圍以鉄箍散寬調敷內服連归解毒湯加土茯苓后服参耆養榮湯忌口

参耆養榮湯

人参、黄芪 白芍 生地 当归
甘草 白芷 陳皮 連召 川芎 水煎服
梔子 花粉 艮花 黄芩

白玉膏

鉛粉五 兒茶 輕粉丹 沒药 猪肉丹
珍珠 白占 血竭 朱 乳香
共為末加人乳搗作膏

傷寒後痰瘍

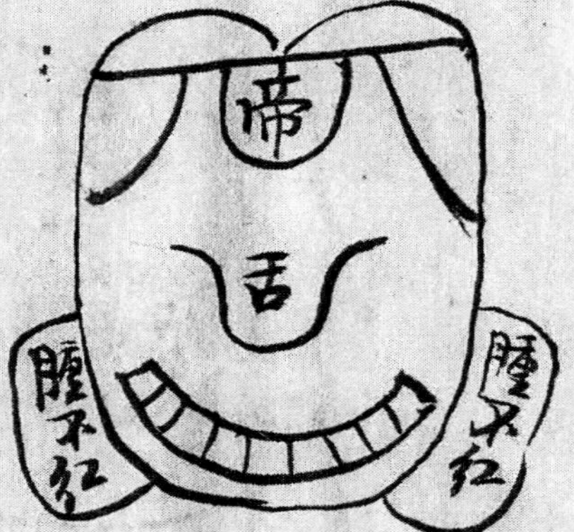

傷寒餘毒未盡挾痰結於項或結於核或腫而不紅切不可針只以解毒併圍藥徐徐去之

毛口疳

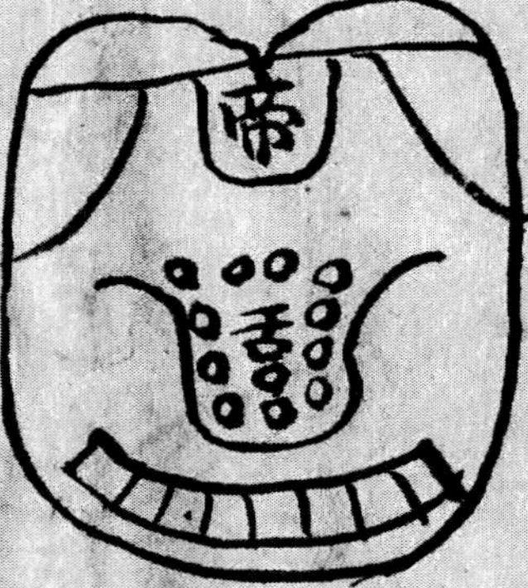

此症係脣心火上攻胎毒
壅熱治宜清解吹以紫雪
丹吹之

五色喉痧

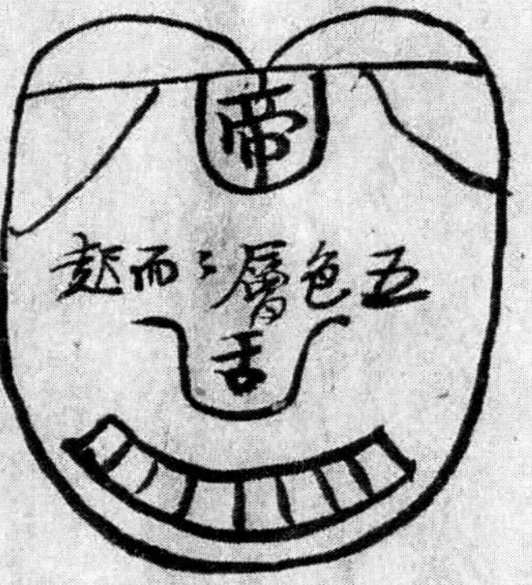

五色喉痧生於帝丁之下如五色祥雲湧起急以吹藥吹之